杨力讲

一日顺时

养生法

杨 力 ◎ 著

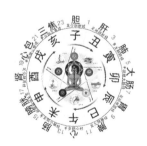

江苏凤凰科学技术出版社

图书在版编目（CIP）数据

杨力讲一日顺时养生法：教你科学使用一天二十四
小时 / 杨力著 . -- 南京：江苏凤凰科学技术出版社，
2015.9
　ISBN 978-7-5537-5510-6

　Ⅰ . ①杨… Ⅱ . ①杨… Ⅲ . ①养生（中医）
Ⅳ . ① R212

中国版本图书馆 CIP 数据核字 (2015) 第 234988 号

杨力讲一日顺时养生法：教你科学使用一天二十四小时

著　　　者	杨　力
责 任 编 辑	刘　强　孙连民
责 任 校 对	郝慧华
责 任 监 制	曹叶平　方　晨

出 版 发 行	凤凰出版传媒股份有限公司
	江苏科学技术出版社
出版社地址	南京市湖南路 1 号 A 楼，邮编：210009
出版社网址	http://www.pspress.cn
印　　　刷	北京建泰印刷有限公司

开　　　本	710mm×1000mm　1/16
印　　　张	22.5
字　　　数	288 千字
版　　　次	2015 年 11 月第 1 版
印　　　次	2016 年 6 月第 2 次印刷

标 准 书 号	ISBN 978-7-5537-5510-6
定　　　价	39.80 元

图书如有印装质量问题，可随时向我社出版科调换

杨力十二时辰养生歌诀

寅时天亮便起身，喝杯开水楼下行；

定时如厕轻如许，卯时晨练最宜人；

辰时看书戏幼孙，巳时入厨当灶君；

午时进餐酒少饮，未时午休要抓紧；

申时读报写诗文，酉时户外看流云；

戌时央视新闻到，闭目聆听好养神；

亥时过半快洗漱，子时梦中入画屏；

丑时小解一时醒，轻摩三丹气血盈；

脉络通畅心如水，一觉睡到金鸡鸣。

自序：养生要跟着太极图转

　　自古以来，中国人就最崇尚太阳，《易经》八卦诞生于八千多年前的伏羲时代。伏羲画八卦标志着中国人最早发现太阳视运动，我的养生书《杨力四季养生谈》就是根据《易经》八卦的太阳周日视运动写的，本书《杨力讲一日顺时养生法》又是根据太阳周日视运动而写。

　　神秘的太极图就是太阳视运动的缩写，她象征着一年、一月、一日太阳运动造成的阴阳气化消长规律。太极图来自太阳，所以日养生和年养生都要跟着太极图转，随着太极阴阳气化转，这就是《易经》养生法的千古秘诀，也是中国人自古以来日出而作、日落而息的天人合一养生的最佳经验。

　　人是一个小宇宙，天是一个大宇宙，古人认为人与天地在形体结构上是相应的，而且认为人生命活动的节律，如气血之循环等，与天地日月、一年四季之气的运转规律、度数存在着一致性，天人息息相关。但人本身的阴阳平衡是有限的，而宇宙的阴阳气化则是无限的，所以只有把宇宙无限的阴阳气化相结合，才能把阴阳平衡及生命的气化达到最高境界，从而获得健康和长寿，这就是《易经》日养生的真谛。

　　最后，祝十三亿中国同胞们健康长寿。

2010 年元旦于北京

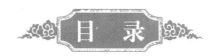

目 录

第三章　丑时对应肝经——肝胆相照，保持熟睡

第四章　寅时对应肺经——浓睡转轻时机，五更养肺得宜

第七章　巳时对应脾经——消化吸收好，工作学习第一黄金时间

第八章　午时对应心经——小睡可养心，醒来更精神

第十一章　酉时对应肾经——补肾正当时，莫让肾虚来捣乱

第十四章 几种特殊人群的一日养生法

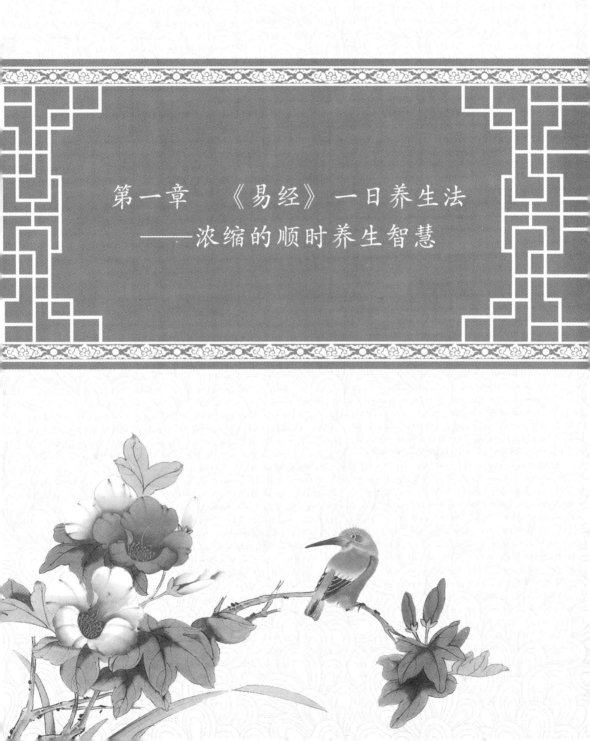

第一章 《易经》一日养生法
——浓缩的顺时养生智慧

1. 《易经》中的天人养生观

> 传统养生学强调天人合一，就是要我们关注人这个小宇宙与天地这个大宇宙的密切关系。所以我们中国人养生最重视改善内外环境，内外环境遭到破坏我们就要生病，内外环境改善，我们就能长寿，这是《易经》天人观中的养生智慧。

人定胜天不如与天合一

从根本上来说，人是从属于大自然的，大自然是人类生存的基石，人的行为对大自然的背离达到一定程度，必然会引起灾难性的后果。古人对此有深刻的洞察，因而极力主张人们回归自然，与天为一。

人与自然的"天人合一"或"人与天调"思想源于《易经》。在《易经·说卦》中有一句名言叫做："立天之道，曰阴与阳，立地之道，曰柔与刚，立人之道，曰仁与义。兼三才而两之，故易六画而成卦。"这充分强调了天、地、人三者的紧密关系，天、地、人三才统一观是《易经》的重要理论，也叫天人地整体观。

这种天、地、人三者之间的影响关系，是古人在长期的生存过程中获取的。

来自大自然的人类，在成长的过程中，逐渐具有了自我意识，有了主观能动性，在一定程度上获得了不依赖于自然界的行动自由。这种自由的扩张，出现了"人之所发，常与天反"的现象，从而导致了人天的阻隔。虽然，在最早的古代，因为草木特别茂密，野兽也特别的多，人们的生存和生活受到了严重威胁，人们提出的这种"人定胜天"和"征服自然"的口号为人类的生存，为人类战胜各种灾害、危险，发展农、牧业经济起过积极作用。不过，在后来资源减少，环境状况变坏时，仍坚持"人定胜天"、"征服自然"，甚至"向自然索取，是我们的任务"这样一些观点就不恰当了。

这是因为，人从根本上来说，是从属于大自然的，大自然是人类生存的基石，人的行为对大自然的背离达到一定程度，必然会引起灾难性的后果。古人对此有深刻的洞察，因而极力主张人们回归自然，与天为一。

《易经》极为重视人与天经的关系，寓人于天地之中，既论述天地，更讨论人。如乾卦阐述人与天的相关，坤卦则讨论地与人的涉及。如乾卦曰："九二见龙在田，利见大人。""九三君子终日乾乾，夕惕若，厉无咎。"坤卦曰："坤元亨利牝与之贞，君子有攸往先迷后得主利。"都明确突出人生活在天之下、地之上，与天地都是密切相关的，都强调天地人三才的统一性。

此外，《老子》《庄子》《孟子》等先秦思想亦都极为强调天地人的关系。如《老子》曰："人法地、地法天、天法自然、自然法道"，《庄子》曰："天地与我半生，万物与我为一"，《孟子》亦曰："万物皆备于我矣。"

在生产生活上，古人更是重视天地人协调统一的作用。如《管子·五行》中阴阳五行家及重农派提出"圣王务时而寄政"，政令、刑德要与"四时之序协调"，《吕氏春秋·十二纪》中则要求君主"无变天之道，无绝地之理，无乱人之纪"，很强调天、地、人的统一。特别在农业上将天、地、人统一的思想大加推崇、应用，基本成了指导农业生产的根本思想，如《管子·小问篇》中说："力地而勤于时，国必富"，《吕氏春秋·审时篇》说："夫稼，为之者人也，生之者地也，养之者天也"。对我国农业影响最大的农书《齐民要术》明确地指出：

"顺天时，量地利，用力少而成功多，任情返道，劳而无获。"

天、地、人统一的观点也是我国最早提出的生态体系，比国外提出的体系更早更科学。即使侧重哲理"天人合一"主张的核心人物孔子、孟子在对待实际的自然上也是主张爱护和合理利用生物资源的。例如《孟子·梁惠王上》记载了孟子与梁惠王论政时说："不违农时，谷不可胜食也；数罟不入洿池，鱼鳖不可胜食也；斧斤以时入山林，木材不可胜用也。谷与鱼鳖不可胜食，木材不可胜用，是使民养生丧死无憾也。王道之始也。"而孔子也认为不按适宜时间伐木、杀兽，是不孝的行为。

由此可见"人与天调"天、地、人统一的思想在中国影响是多么的深远。特别在今天森林受到严重破坏，环境遭到广泛污染，温室效应加剧，臭氧层减薄，气候反常，灾害增多，荒漠化不断扩大，生物资源减少，生态平衡失调等情况下，主张人与大自然协调、和谐相处的思想更显得可贵。

养生就是顺应天时、地利与人和

天人合一的精髓应用在养生学上就是六个字：天时、地利、人和。顺此六字则寿，逆此六字则夭。

天时与养生

《易经》强调"顺乎天而应乎人"。怎样才能顺乎天？顺乎天，就是顺乎自然，也就是顺应四时阴阳养生。如"春夏养阳，秋冬养阴"，正如《素问·四气调神大论篇》所说："夫四时阴阳者，万物之根本也……所以圣人春夏养阳，秋冬养阴，以从其根，故与万物浮沉于生长之门……逆之则灾害生，从之则苛疾不起……"顺应天时养生是保健防病之本，我举个例子来说明其重要性。

为什么夏至前后中风的病死率较高？每天的午时是心脑血管病易发

5

作的魔鬼时期？因为按照《易经》太极阴阳消长转化规律，夏至前后是阳极、热极和气升极，就是所谓的"夏三极"，所以脑血管易破（易中风），又因心为火脏，夏季炎热，火上添油，所以心气易受损耗，易出现心脏疾病，发生猝死。所以建议有心脏病、高血压的人要提前服药预防。

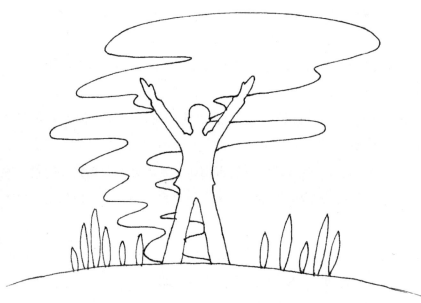

那又为什么冬天多会出现脑梗死、心肌梗死呢？因为冬天是阴极、寒极和气降极，就是所谓的"冬三极"，所以易出现阳气脱、厥证（包括现代医学的脑梗死、心力衰竭等），冬天天气严寒，血管收缩变细，加之心力不济，气血不通，所以易出现心肌梗死、脑梗死。这就是天时与人体生命健康的密切关系。

《灵枢·岁露》说："人与天地相参也，与月相应也，故月满则海水西盛，人血气积，肌肉充，皮肤致，毛发髮坚，腠理郄，烟垢著。当是之时，虽遇贼风，其入浅不深。至其月廓空，则海水东盛，人气血虚，其卫气去，形独居，肌肉减，皮肤纵，腠理开，毛髮残，腠理薄，烟垢落。当是之时，遇贼风则其入深，其病人也卒暴。"

他的意思就是说，当月满时人的气血也实，所以不生病；反之，月廓空时气血虚，易生病。天气对我们疾病的发生和治疗密切相关，这就叫天人合一，因为我们必须顺应天时的规律养生保健。

地利与养生

《易经》不但重视天对人的影响，同样也强调地对人的作用。在《易经·序卦》中就曰："有天地，然后有万物，有万物，然后有男女。"而《易经》的八卦中，有四个卦像天：乾（天）、巽（风）、离（日）、根（山），四个卦像地：坤（地）、震（雷）、坎（水）、兑（泽）。

而在《黄帝内经》中也提出了，不同区域有各自不同的养生及治疗法则，《黄帝内经》非常强调治疗要考虑地理因素："医之治病也，一病而治各不同。皆癒，何也？……地势使然也。"这就是著名的"因地制宜"理论，也是因地养生理念。

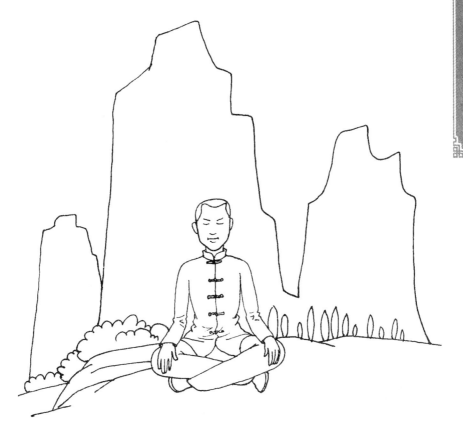

从来人们只注意自然界、地球环境对人类社会的影响，却忽略了人类社会对自然界的反作用。其实，人类在改造自然、改造地球的同时，也在不断地干扰着生态平衡。地球正在以惊人的速度沙漠化，保护环境、阻止良田变沙漠是地球人的责任。目前，人与地之间的自然生态正被破坏，逐渐形成生态恶性循环，地球变得伤痕累累，人的生存也面临危机……如果继续这样下去，"一方水土养一方人"的古话也会渐渐变为"一方水土养一方病人"的魔咒了。

从生命的起源来看，宇宙物质之间，包括人与地球之间，是互相作用、互相关联着的，而不是孤立存在的，人类生命与地球的变化息息相关，地球的变化决定着生命的存亡。无论是地球内在原因而产生的地质性变化，还是由于"天外来客"而导致的遭遇性事故，地球每一次的巨大变化都相应地引发生物界一次大的变迁，比如有学者论证恐龙的灭绝原因就在于此。因此，保护地球生态自然环境，稳定生态平衡，是保护生命的重要环节。

地球本来就是由阴阳组成的，所以维护生态平衡，首先就要保护地球的阴阳消长平衡，这样寒温、水火、燥湿才能协调，人的生命活动也才能得以维持。

《易经》的名言"山泽通气"，说明了万物是相感相通的，这表明了人的生命既是属于自己的，也是属于天地的。提示了养生的最高理念是天时地利人和的整体养生。

人和与养生

在天时、地利、人和中，人和是一个重要内容。

在《易经》天地人三才观中，人和是"曰仁与义"，就是要讲仁义才能做到人和，也就是德养生、心理养生。

德和才能人和，德和是人和的前提。

《易经》提出"合和观"，合，就是团结统一，大家合拢在一起，拿现在的话来说，就是56个民族组成一个大家庭，和，就是和谐，就

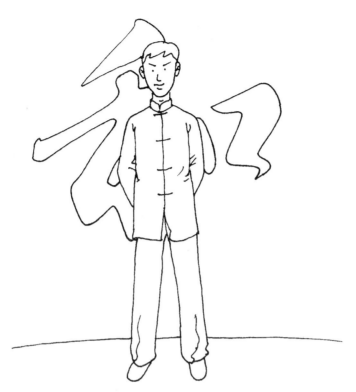

是中正，不偏不倚，就是与时俱进。人和，就是人与社会的关系和谐，尤其是人与人的关系的和谐。要做到人与社会和谐很难，做到人与人和谐更是难上加难，但人如果不能与社会和谐，会给其心理、生理带来严重危害。

什么是天人合一养生

天人合一养生包括日养生（十二时辰养生）、年养生（四季养生）及节气养生。

我要提醒大家注意的是，《易经》的天和西方的天是不一样的。西方的天是上帝主宰的天，是神灵的天，超人的天；而东方《易经》的天是宇宙的天，是大自然的天，是无神灵主宰的天。所以东方的天人合一是人与自然相应的合一，是科学的合一，这是与西方的天不一样的，那些人攻击我们传统文化中的天人合一，是因为混淆了东西方这个"天"的缘故。因此，我们必须区分清楚。

《易经》的"易"字，是由"日"、"月"组成，甲骨文写为"易"，就是说《易经》强调宇宙是日、月运动构成的，这是大宇宙；人是一个小宇宙，生活在这个大宇宙中，所以人的生命和这个大宇宙息息相关，这就叫天人合一（天人相应），我们的养生当然要与大宇宙合拍，与日月的变化合拍，这就叫天人合一养生。

为什么要根据这些时令来养生呢？大家需要首先明白一个理论，即气机升降与阴阳消长理论，太极图就很能说明这个道理。这个道理明白了，一通百通，就很容易理解和掌握天人合一的时令养生了。

太极图包含着很多重要的信息：

第一，阴阳消长理论。

子时、冬至是阴极，阴极则阳生，因此，从子时、冬至后，阳渐长而阴渐退，称为阳长阴消阶段，顺其自然（阳长的趋势）就应养阳。

午时、夏至是阳极，阳极则阴长，于是，从午时、夏至后，阴渐长而阳渐退，称为阴长阳消阶段，顺其自然（阴长的趋势）就应养阴。

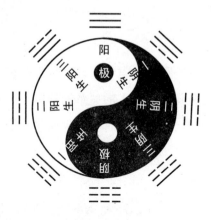

阴阳消长图

第二，气机升降理论。

子时、冬至之后是气升阶段；午时、夏至之后气降阶段。

第三，开合藏泄变化。

春分：天渐暖，昼渐长，要开天门。

秋分：天渐凉，夜渐长，要入地府。

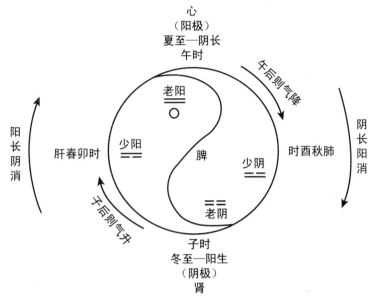

太极阴阳气化示意图

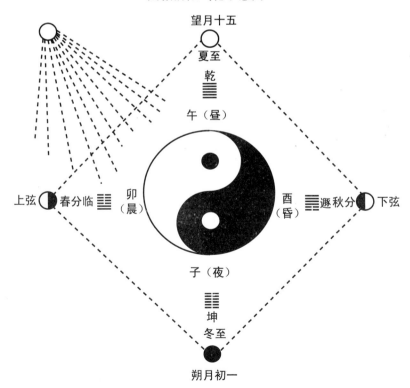

太极与季、月、日阴阳消长信息图

《易经》十二时辰生活安排

子时（23：00～1：00 点）：胆经值时，睡子午觉

丑时（1：00～3：00 点）：肝经值时，深度睡眠

寅时（3：00～5：00）：肺经值时，平旦脉（清晨是最理想的诊脉时间）

卯时（5：00～7：00）：大肠经值时，排毒（喝水）

辰时（7：00～9：00）：胃经值时，吃早饭好比吃补药

巳时（9：00～11：00）：脾经值时，第一黄金时间（工作、学习、用脑高效）

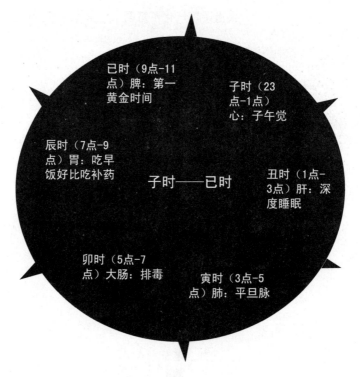

子时——巳时生活安排表

午时（11：00 ~ 13：00）：心经值时，睡子午觉（半小时即可）

未时（13：00 ~ 15：00）：小肠经值时，防血黏稠（喝水）

申时（15：00 ~ 17：00）：膀胱经值时，第二黄金时间（工作、学习、用脑高效）

酉时（17：00 ~ 19：00）：肾经值时，排毒（喝水）

戌时（19：00 ~ 21：00）：心包经值时，第三黄金时间（工作、学习、用脑高效）

亥时（21：00 ~ 23：00）：三焦经值时，阴阳和谐，十点半上床

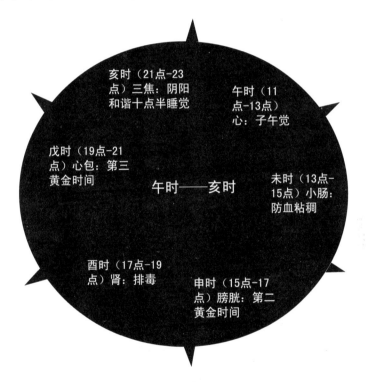

午时——亥时生活安排表

2. 顺时养生决定健康

《易经》认为生命缘起于阴阳

生命，这一充满了无限活力的现象，是多么的神圣，然而又是神秘难测。生命究竟是怎样产生的？至今这一奥秘还尚待解开。

根据《易经》划时代的阴阳理论："一阴一阳谓之道"，表明宇宙万物皆由阴阳所成，无论广袤无际的宏观世界或是无限细小的微观领域，是由阴性物质所组成。

那么，生命来自哪里呢？我国三千多年前的《易经》已经给出了答案：生命是阴阳相互作用的产物。

一部《易经》又可以说是一部生命科学的导源。"易"为"𝓔"即"日""月"，"易"字上面是一个太阳，下面是一个月亮的异体，日月相逢就是"易"。日为阳，月为阴，"易"即日、月阴阳运动的象征。一部《易经》即是阴阳运动规律的总结。日、月象征宇宙运动，宇宙运动产生气化，气化产生生命。所以生命之源，源于宇宙阴阳运动，生命在于运动，这是《易经》生命科学的最高理论导源。

《易经·系辞》曰："阴阳合德，而刚柔有体。"《易经》这一著名论断表明生命缘起于阴阳的交合。最早的阴阳又是什么呢？《易经》认为是氤氲之气，所谓氤氲之气是最原始的阴阳元气。

阴阳元气从何而来？《易经》曰："有天地然后万物生焉"，即由于宇宙天体的运动，产生阴阳的消长转化，从而产生阴阳气化，气化产生生命。所以，《易经系辞》曰："天地交感，万物化醇。"

《易经》所述的阴阳理论既是宇宙万物发生的理论，也是生命起源的理论。太极图包含着《易经》的生命起源理论，其阴阳合抱可以说就是《易经》对生命起源的认识的高度浓缩。正所谓"阴阳合德，刚柔有体"。

太极——八卦衍生律这个假想来自于《易经·系辞》："易有太极，是生两仪，两仪生四象，四象生八卦。"根据以上论述，我们可以推断世界上的万事万物都源于阴阳的相互作用。

生命钟提示"阳气尽生命止"

人的生命过程是一个太极八卦阴阳消长的过程，也即呈现着一个太极八卦生命钟的固定形式。从出生到死亡，寓含着阳长阴消、阴消阳长的过程。如图：

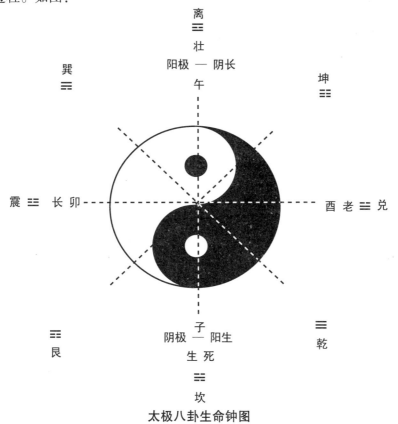

太极八卦生命钟图

15

人出生后，自子时，阳气逐渐生长，至卯时阳长加速，阳盛极时则相当于太极图的午时；午时阳极一阴生，至酉时，阴气生长加速，衰老来临，到子时阳气渐亡，死亡将至。

根据太极阴阳消长理论，衰老与死亡是生命必然出现的过程，是不可避免。阳生意味着生命的开始，阳生之后必然逐渐阴长，阴气充斥势必导致生命的终止。阴盛阳衰，生与死和阴与阳一样，是一对矛盾的统一体。故死亡是不可避免的，死亡是生死矛盾统一的结果。

任何物质都存在着阴阳消长的客观规律，因此，衰老和死亡就必然存在，人的生命过程无论长短都必然遵循着太极生命钟的生长衰亡规律，也即阴阳消长盛衰变化的规律。

中年是养阳气的重要阶段

按照太极生命钟的原理，人生就好似一个太极钟，是一个阴阳消长的过程，衰老应该开始于阳极期，因为阳极一阴生，盛极则衰，所以人到了一生中的阳极的时候就开始向衰老发展了，但也只是开始。因为按照太极生命钟的原理，人如果活到一百岁，则五十岁的时候才处于阳极，阳极一阴生，此时才刚刚开始走向衰老的路程。

从衰老的起始时间为阳极，说明只要延长阳极期之前的阶段，使阳极盛期推迟，则衰老必将得到延缓。这是太极八卦生命钟给我们的重要启示。因此，人在中年以前就应当尽量减慢细胞分裂的速度。但是，现在的人，往往不注意推延极期的到来，在中年以前过用阳气，使细胞分裂周期加速，导致阳极期的提早到来，衰老也就接踵而至。如过早操劳，长期超负荷劳动，工作过度紧张，早婚、早育、纵欲等皆可导致早衰的来临。

既然衰老始于阳极期，那我们如果能够在阳极期到来之前就开始学会养生，推迟阳极期的到来，就能够延缓衰老。因此，中年人一定要尽量养护自己的心神，以延缓衰老的到来。中年人是一生养阳气最重要的阶段，但是，中年恰恰是在工作、家庭上，生理、心理上负荷最重的时期，所以，中年人特别要保护自己的阳气，不要过度消耗，从而延缓衰老，健康长寿。

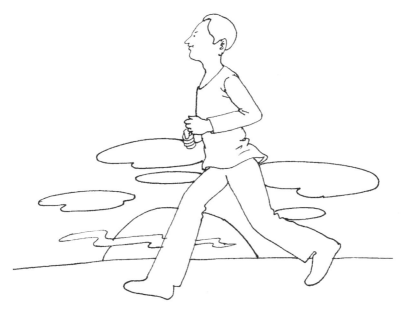

衰老是大自然的必然规律，任何生命都逃脱不了死亡。《易经》的哲理也告诉我们，养生的本质其实就是顺应自然规律，不要违背自然的规律。所以，我们如果懂得自然规律的奥秘，学会怎样养生，那么，我们必定可以延长寿命，推迟衰老的到来。

一日之中顺时养生好养阳

《易经》告诉我们大自然有阴消阳长的秘密，这也可以引入我们的养生方法中。合理顺应大自然的阴消阳长，为我们人体所用，可以达到事半功倍的效果。我们怎么运用这阴阳消长理论来养生呢？

一天之中，早上的时候，太阳出来了。当太阳在上午逐渐升高的时候，自然界的阴阳是阳长阴消的，是阳气逐渐增多的时候。那我们在这个时候就要以动养为主，多运动，为什么呢？《易经》讲"动则生阳"，特别是阳气虚的人，在这个时候养阳，比其他的时段效果好。

同样，下午到傍晚这个时间，太阳慢慢下降，此时自然界的阴气是逐渐增加，阳气逐渐减少，那么我们就应该利用天时，进行静养。因为"静则生阴"，特别是阴虚的人，此时养阴是最佳时刻。这就是说，凡是我们的养生方法，如果能够顺应大自然，那么就会事半功倍。

子午流注——老祖宗留下的一日养生智慧

中医学的宇宙观着重天、地、人合一。人体的健康，受气节变化、地理环境、以致时间运转的影响。每日的十二时辰（每两小时为一时辰）与人体的十二条经脉息息相关，而经脉又与人体的五脏六腑相配。

几千年前，我们的祖先发明了天干地支，记时标位的方法，子午流注，从字面看，是因"子午"、"流注"而得名。"子"和"午"是十二地支中的第一数和第七数，为什么在十二支中独取两个数呢？是因为"子时一刻，乃一阳之生；至午时一刻，乃一阴之生，故以子午分之而得乎中也。""流"、"注"两字，是指人体气血的运动变化的状态。流指水流，注指注输、灌注。这里具体是指将人体的气血循环比作水流，以出井、流荥、注输、行经、入合作喻，中医古籍《黄帝内经·灵枢》曰："经脉流行不止，与天同度，与地同纪"，说明人体气血就像水流一样，始出为井，渐成细流为荥，水流如由浅入深灌注为输，渐而水流在通畅的河流中适行即称为经，最后如百川汇合入海即为入为合，以示脉气的流行经过。

一年之内有十二个月，一日之内有十二时辰，都是阴阳有规律地消长运动的结果，自然界万物也会随着做出适应的变化，人体亦然。《史记·律书》云："寅，万物始生螾然也；卯，言万物茂也；辰，万物之震也；巳，阳气之尽也；午，阴阳交曰午；未，万物皆成有滋味也；申，

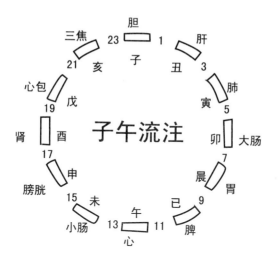

子午流注时辰表

阴用事申贼万物；酉，万物之老也；戌，万物尽灭；亥，该阳气藏于下也；子，万物滋于下；丑，纽也，阳气在上未降，万物厄纽未敢出。"一日之内，也存在着这样的变化规律，故也以十二地支表示。

中医医理讲"因天之序"，就是要因循身体这个"天"本身的运动顺序，就是东南西北，就是春夏秋冬，就是生发、生长、收敛、收藏。违背了这个顺序，就要生病，顺应这个顺序，就健康长寿。日节律就是指人体一昼夜中阴阳消长、盛衰的情况。

人体气血循行，受外界环境和自身生理条件的影响，周流出入，如流水般，或从子到午，或从午到子，随着时间先后的不同，阴阳各经气血的盛衰，也有固定的时间，气血迎时而至为盛，气血过时而去为衰。泻则乘其盛，补则随其去，逢时为开（气血流注开穴的时间，谓之逢时），过时为阖（某穴开时已过，谓之过时，则穴闭），定时开穴，补虚泻实，把握时机，调和阴阳而治病。子午流注学说认为：经络气血运行各有其盛衰，以一天十二时辰流注十二经，即寅时从肺经开始，依次流注大肠经、胃经、脾经、心经、小肠经、膀胱经、肾经、心包经、三焦经、胆经而终于丑时肝经，次日复如是。在《灵枢.顺气。一日分为四时篇》中说："夫百病者，多以旦慧昼安，夕加夜甚……春生夏长，秋收冬藏，是气之常也，人亦应之，以一日分为四时，朝则为春，日中为夏，日入为秋，夜半为冬。朝则人气始生，病气衰，故旦慧；日中人气长，长则胜邪，故安；夕则人气始衰，邪气始生，故加；夜半人气入脏，邪气独居于身，故甚也。"就是说，人的脏腑经络、气血阴阳在日、月、年等时间周期更迭节奏中，必然发生适应性变化，环环相扣，十分有序。子午流注具体应用就是根据人天合一的整体观念和节律观念，高屋建瓴，因势利导，因地、因时、因病、因人制宜，把握病机，从而合理调整气血神志，调理脏腑气血阴阳，激发其正气和心身活力，恢复和改善人体健康状态。例如，它可以根据一日十二时辰之中人体气血盛衰开合的时间节奏、时相特性等，因时因病因人，有效集成和优化药物处方、针刺、艾灸、拔罐、推拿等医学手段，以达到防治疾病的目的。

概括说来，子午流注是中医圣贤发现的一种规律，即每日的 12 个时辰是对应人体 12 条经脉的。由于时辰在变，因而不同的经脉在不同的时辰也有兴有衰。掌握子午流注的规律，对养生和用药都有很大的益处。

一日顺时养生法是浓缩的养生智慧，细节决定健康，如果你能在一日之中顺时养生，关注健康的点点滴滴，以此类推，则一月、一年都能健康平安。

子午流注的基本概况，应该作为养生知识了解，但不能机械死用。因为，任何知识都应活学活用，大家可按 12 条经脉在 12 个时辰中兴衰的规律，逐渐摸索适合自己身体的保健方法。另外，对于时辰的对应可能我国的大部分地区是按北京时间来计算的，但是各地也有地域时差，比如北京的夏天会在晚上七八点天黑，而新疆可能就是在九十点才天黑，这些都是大家要注意的。

具体的一日顺时养生智慧，我会在后面的章节里详细叙述。

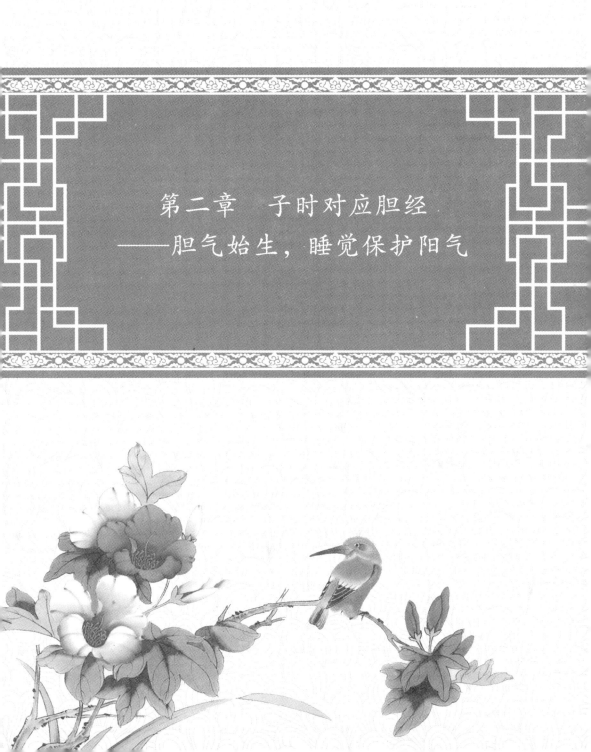

第二章　子时对应胆经
——胆气始生，睡觉保护阳气

【子时】又称夜半，又名子夜、中夜，也就是23点整至凌晨1点整。此时是十二时辰的第一个时辰。鼠在这段时间最活跃。

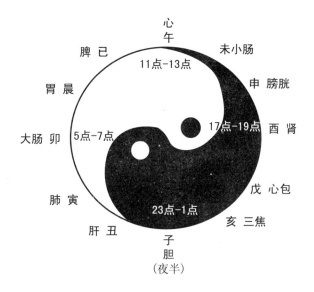

心
午
脾 巳　　　　　未 小肠
11点-13点
胃 辰　　　　　　　　申 膀胱
大肠 卯　5点-7点　　17点-19点　酉 肾
　　　　　　　　　　　戌 心包
肺 寅　　　23点-1点
肝 丑　　　　　　亥 三焦
子
胆
(夜半)

时辰图

【对应经络】足少阳胆经，每日子时周身气血俱注于胆。本经络属胆，络肝，与心有联系。

【养生重点】胆气始生，睡觉保护阳气

"子时一阳生"，在子时，阳气刚刚露个头，非常的柔弱。所以养生有一个很重要的原则就是最好在子时前睡觉，这样才能慢慢地把这点阳气养起来。就像点一堆柴火一样，刚开始那点火苗，你得慢慢吹，它才能燃起来；如果你开始就大口大口吹气，肯定会灭的。睡觉最能养这个少阳之气，而且这时我们一定要保持熟睡，这样可以最大限度地保养阳气。

子时是胆经值班，也就是说足少阳胆经最旺，是骨髓造血、胆经运作时间，胆汁推陈出新。如果在这时胆气能生发起来，我们的身体就会变得很好。因此说，凡在子时前入睡的人，第二天醒来后，头脑都非常清晰、面色也非常红润；相反，那些经常熬夜加班的人，在子时前还不睡觉，则气色青白，做事时也是胆怯乏力、没有精神。这种情况在现代白领阶层尤其普遍，应当引起注意了。

因此，在子时我们要做的就是保持熟睡，只有通过睡眠把胆气养起来了，才能有充沛的精力迎接新一天的工作和生活。

1. 胆气壮的人比别人更易成大事

胆经在我们的身体中起着主决断、调情志的重要作用。《素问·灵兰秘典论》里说到："胆者，中正之官，决断出焉。"什么意思呢？中医认为，肝为将军之官，很多将军在外可以不受君令，为了保证将军的行为的正确，所以，这时得需要一个军师的角色，这个角色就是胆。胆的性格刚毅果敢，正直不阿，因此，可以把它比作是"中正"之官，我们对事物的判断和对行动的决心，都是从胆这里发出来的。

一个胆气充盈的人，行事自然很果断，五脏六腑的气血功能也就能发挥正常。

对于现代人来说，养好胆经实在是一件大事。因为现代人考虑的东西实在是太多太多了，心里的压力自然是越来越大；反之，心理压力大，顾虑的东西越来越多，做事就会越缩手缩脚。我们看身边的人，有的人能做成大事，有的人宁愿还做一个小职员。这多是因为他们缺少一定的决断能力，通俗地说就是缺少胆量，因此这些人实在是应该多养养胆经。

可以说，胆经的生理功能与我们身体的情志活动紧密相关的，这主要表现为人对事物的判断及性格的勇怯两方面。一般来说，胆气充实的人，强烈的精神刺激对其所造成的影响也不会很大，并且恢复起来也较快；缺少胆气的人，遇事往往更容易害怕，遇到突发事件时会慌乱紧张，不知所措。所以俗语会说："气以胆壮"、"胆识过人"。如果人体出现胆经功能失常的症状，那么就会导致情志活动的改变。

在日常生活中，一般胆气虚弱的人，在经受不良的精神刺激的影响后，容易产生疾病，如胆怯易惊、善恐、失眠、多梦等精神、情志方面的病变表现。这样的人你还怎么能期待他做事成功呢？

人们在日常生活中对事情的处理和进行某种活动的决心，一般来说，都是通过胆经来决策的。俗话说，"胆有多清，脑有多清。"如果没有一个清爽的胆经，头脑自然也不会清爽的，反而只会让人混乱、迷糊。

《黄帝内经》中讲到："凡十一脏取决于胆。"这也就是说，"十一脏皆赖胆气以为和"。只有胆经的功能正常发挥，那么人体的其他脏腑就也会功能正常。《易经》认为，胆为阳木，肝为阴木，起着萌发阳中之少阳的作用。胆经中初生的阳气是维持整个人体生命活动不断进行并欣欣向荣不可缺少的力量。其他十一脏的功能的发挥，都取决于胆的少阳之气。所以，保持我们身体的胆气充盈，对于我们的健康来说是非常重要的。

【健康提示】

要养好胆经，可从饮食方面入手：

1. 饮食一定要清淡：少吃最好不吃油炸食品、肉汤等，避免胆囊过度紧缩、胆汁分泌增加。

2. 平时多饮水：有资料表明，70%的胆囊炎患者容易并发胆囊结石，而多饮水既可稀释胆汁使胆汁不易形成胆石，也可在胆汁代谢失衡，即胆石形成初期将胆石前期物质或小胆石冲刷入胃肠而排泄掉，防止了胆结石的发生。

3. 定时吃饭：吃饭一定要定时，饭间不要吃零食，以防

25

止胆囊不断受到刺激而增加胆囊收缩和胆汁分泌；饮食要定量，不宜过饱，否则会使胆囊过度收缩，使胆汁分泌增加。

2. 早生华发或腿胖者可通过敲胆经来改善

胆经对我们身体来说有着很重要的作用，可以说是诸经中很火很火的一条经脉。

比如，虽然现代人有着数量充足、营养丰富的食物，但由于胆功能不好，使得自己身体的吸收能力却不怎么好，导致"吃得到消耗不掉"。因此，现代人的问题不是营养少，而是吃进去的食物不能被吸收掉。在这种情形下，吃再好的补品也是没有意义的。

还有，中医上讲，"发为血之余。"当胆经功能发挥不好时，人体会因营养供应的不足造成白发。有的人胆汁分泌不足，无法有效的分解食物中的油脂，加上肝热，还会出现头发过油的情况，这些都是胆经不好出现的症状。

此外，有的胆经功能不好的人，身体会在胆经路过的大腿外侧堆积大量脂肪。这些脂肪向下流动后，从而会堆积在小腿肚上。因此从胆经所堆积的脂肪上，也能显现胆功能的好坏。大腿外侧较胖或小腿肚上形成萝卜腿的人，胆功能必定欠佳。

这时最好的方法就是每天敲敲胆经。敲胆经有什么作用呢？它能刺激胆经，增强胆汁的分泌，提升人体的吸收能力，并提供人体造血系统所需的充足材料；还可以使胆经的活动加速，将大腿外侧堆积在胆经上的垃圾排出。因此，这个运动不但可以改善发质，还能直接使臀部和大腿外侧的脂肪减少，健身瘦体。对患有脂肪肝和胆结石的人来说，敲胆经也是最简单且最有效的调养方法。

　　胆经是一条从头到脚的经络，其中多数的经络都和其他经络相邻，唯独在大腿外侧的一段，只有一条胆经，这段胆经敲打起来最为顺手，建议敲胆经时选择这段线路。

　　如何敲胆经的效果最好呢？敲的时候可正坐，一条腿搁在另一条腿上面，空心捏拳，以大腿外侧的四个穴位——环跳、风市、中渎、膝阳关为主线，从两大腿的外侧根部开始敲．敲时自上而下，顺序而行，逐渐敲至膝盖部位，然后反向敲打，回到大腿根部。再换另一条腿敲击。如此反复敲击 3～5 分钟，每次敲打约 2～3 分钟，每天 1～2 次，可放在每天的早晚睡前和睡醒的时间进行。

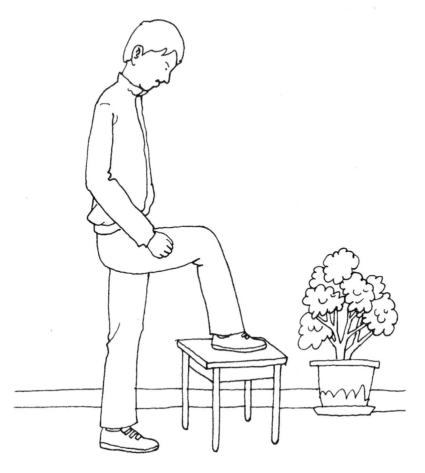

敲胆经时要随意些，"宁失一穴，不失一经"，不要想着敲打的穴位有多么精准。只要大体上敲击的部位位于胆经的经络上就行。用拳头敲打时，可稍用些力，但也不要过重，以自己感觉力度足够并且不会造成伤害为宜。

胆经并不是适合所有的人的。从《易经》角度来说，心属于震，震与心相应，所以，胆经的火最容易入心，火扰于心，这时就会出现失眠等问题，还有的人会出现头痛或使原来的头痛加重。因此，胆经也不是什么人都能敲的。平时多听听让自己觉得身心舒畅的音乐、按时作息、正确的饮食习惯等等，才是平日养生的真正法宝。

【健康提示】

一般来说，敲胆经不需要敲到小腿上，一是操作不方便，二是小腿上胆经与胃经的位置太近，用敲的方法要完全分开有难度。

3. 熬夜是胆经最大的天敌

"日出而作，日落而息"是长期以来我们人类为了适应环境而养成的生活习惯。但随着生活节奏的进一步加快，熬夜似乎成了家常便饭，越来越多的现代人养成了熬夜的习惯。从健康的角度讲，熬夜是害处多多。其中伤害最大的就是肝胆。

子时是胆、肝充分休息的时段。睡觉是在养阳气。俗话说"睡觉为养生之首，一夜不睡，百日补不回来"。在子时前睡觉，可以把胆经的少阳之气逐渐给养起来。

如果过了子时还熬夜，让肝胆受累，这两个重要器官由于得不到充分休息，就会在皮肤上表现出来，出现皮肤粗糙、黑斑、粉刺、暗疮等。该休息而没有休息，会造成眼睛周围的血液循环不良，引起黑眼圈、眼袋或白眼球布满血丝。

我有一位同性的忘年交，年纪轻轻就闯出了一翻自己的小天地，但也正是由于工作的原因，总是熬夜加班。后来总感觉身体疲惫，晚上想睡时却睡不着觉，白天睡着了又醒不来。最主要是本来漂亮的脸蛋上却起了很多的痘痘，黑眼圈、眼袋也时常光顾她的脸。这可让我这位爱美的朋友上火了。没想到，火上浇油，越着急上火，脸上问题越是层出不穷。

后来，她求助于我，我警告她："不改掉熬夜的坏习惯，再好的药也治不好你的病！"后来，听了我的话后，她开始慢慢去养成良好的起居习惯，调整了自己的饮食习惯，保持好心态。我又给她开了些调养的药，没过多久，她又恢复了以往的亮丽。

熬夜的问题可不止这一点点。医学研究还发现，熬夜可使人体内各种激素平均分泌量较一般人高5%，这些激素如同兴奋剂一样能使人们维持较为正常的活动。但激素水平升高也会带来一系列的问题，特别是肾上腺素、去甲肾上腺素的升高，会引起血管收缩、血压上升、血液黏稠度增高，导致形成血栓的可能性升高；如果经常熬夜，激素的分泌规律也会改变，心脏病乃至中风等致命性疾病就会悄然而至。

经常熬夜，还会造成疲劳、精神不振，从而导致免疫力下降，感冒、胃肠道疾病、过敏等神经失调性疾病就易发生。熬夜后，由于睡眠不足，脑细胞没有得到充分休息，就会出现头昏脑胀、注意力不集中的情况，甚至头痛，长此以往，会造成记忆力减退。长期熬夜会慢慢地出现失眠、健忘、易怒、焦虑不安等神经和精神症状。

每次熬夜，对人体免疫力都是一次打击。因此，无论是夜生活也好，还是做其他工作，都应适可而止，尽可能少熬夜。生活中应建立有规律的作息时间，养成良好的习惯，该休息时就休息，该睡觉时就睡觉。如果因工作不得不熬夜，那么中间也应该休息一段时间。

另外，可适当补充营养，服用一些内含丰富的氨基酸及对人体有益的硒、锌、镁、钙、铁等元素的保健品，来增强免疫力。熬夜时用眼较多，最好每隔一小时休息15分钟左右。可选择远眺、做眼保健操等方式。熬夜时大脑需氧量也会增加，应该让室内保持空气通畅，并有一定的湿度，可以不时做个深呼吸。

熬夜后最好的保护措施是"把失去的睡眠补回来"。如做不到，午间小睡一会儿也是十分有用的。此外，自己放个假，多到户外活动活动，这样可减轻心理疲劳，也是摆脱熬夜后萎靡状态的好办法。

【健康提示】

如果你一定要熬夜，也要掌握一些应对的策略：

在不得不熬夜时，事先、事后做好准备和保护是十分必要的，至少可以把熬夜对身体的损害降到最低。

1. 开始熬夜前，可以吃一粒维生素B营养丸，以帮助解除疲劳，增强身体抗压能力。

2. 熬夜时不要以泡面来填肚子，以免火气太大，最好以水果、吐司、面包、清粥来充饥。

3. 提神饮料，最好以绿茶为主。绿茶既可提神，又可消除体内多余的自由基，让你神清气爽。但是胃肠不好的人，最好改喝枸杞子泡的茶，既可以解压，还可明目。

4. 熬夜之后，第二天中午一定要打个小盹儿。

4. 睡前洗脚，让胆经一路畅通

相传，曹操得了头痛病，只有华佗能治得了，但也是经常复发。曹操就找来华佗，问他：吃什么药可根治头痛？华佗回答有一足浴疗法可治。足浴，即每晚睡前用温开水洗脚；曹操照办，十多天后头痛消失，身体也逐渐强壮了。

当然，曹操是否因足浴而治愈了头痛病，现虽无从考究，但睡前洗脚确实有益于健康。睡前用热水泡泡脚，按摩按摩足趾、足心、足背，你会觉得全身四肢百骸，犹如一股暖流在穿梭，全身轻松，闭上眼睛就想睡觉。

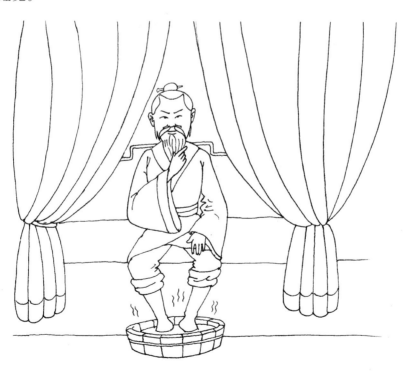

为什么用热水泡脚就有如此好的效果呢？在中医的传统理论中，人的脚掌就仿佛是一扇"窗口"，五脏六腑在这里都有相应的穴位。足是足三阴经（足厥阴肝经、足太阴脾经、足少阴肾经）的起始点，又是足三阳经（足少阳胆经、足阳明胃经、足太阳膀胱）的终止点。在足少阴肾经上，有一个非常有名的穴位叫涌泉穴，在脚心处，在洗脚时，不时地用手按摩此穴，直到发热，可使浑身感到舒适无比。后面我们还会有详细的论述。

那么，热水泡脚和胆经又是什么关系呢？我们说，足少阳胆经是一条从头到脚很长的经脉，而用热水洗脚可以使气血能尽快地到达脚部的悬钟穴、丘墟、足临泣、地五会、侠溪至足窍阴穴，让胆经一路畅通，这样我们就会不生病或少生病。

在民间流传着"头寒脚暖，四季平安"这么一句话，说明脚部保暖对身体健康的重要性。谚语中也有"睡前洗脚，胜吃补药"的说法。相传宋代大诗人陆游活到百岁高龄才去世，他的养生秘诀之一就是坚持在临睡前用热水洗脚。

一年四季泡脚都有好处，俗话说："一年四季沐足：春天洗脚，开阳固脱；夏天洗脚，暑理可祛；秋天洗脚，肺润肠濡；冬天洗脚，丹田湿灼。"同时也以此，献给那些不懂得照顾身体的人，花不了你几分钟的时间确能让你终生受用的方法，为什么不试试呢？

【健康提示】

正确的洗脚方法：

1. 洗脚水温宜控制在40℃左右，水量以浸没足背为度。

2. 用双手搓揉双脚，特别是足趾、足心，使之发热发烧。持续时间要在5分钟左右，但不能让水冷下来。

3. 洗完脚后用毛巾将脚揩干，注意保暖。

5. 三种呼吸疗法助你子时睡得好

想要在子时来临之际睡个好觉，自然呼吸疗法、胸腹式呼吸疗法和深呼吸催眠法三种呼吸疗法可供选择。

（1）自然呼吸疗法

晚上上床后，情绪安定，不想杂事，平卧位、全身放松，两手平放于身体两侧，然后平静缓慢地进行腹式呼吸，即吸气时让腹部自然鼓起，呼气时让腹部徐徐松下去；吸气时间较短，呼气时间较长，两者时间比例约为1：2。

进行呼吸运动时还要有一种意念，即吸气时好像一股气从脚跟往上升，一直到头枕部，呼气时好像一股气从头部慢慢向下推移，最后从脚趾排出。这样循环往复地一呼一吸，人就不知不觉地进入了梦乡。

（2）胸腹式呼吸疗法

上床后仰卧在被窝中，双手自然放在身体两侧，闭目，用鼻慢慢吸气，将吸入的气运入腹部中央，充满肺下部。将双肋向两侧扩张，以便吸入的气体能渗透到肺部的各个部位。接下来徐徐呼气，先轻轻收缩下腹，待下肺部的气体全部呼出后，屏息一两秒钟，再开始下一次吸气动作。

在睡前坚持重复做十余次，每呼吸一次，你就会有如进入梦乡似的境界，渐渐地在不知不觉中，进入睡眠状态。而这样的入睡，由浅入深，因而睡眠质量不同于药物催眠，达到自然入睡的境界，醒后神清气爽，精神饱满。

（3）深呼吸催眠法

如果你平时睡不好、经常失眠，在睡觉时就要保持全身放松，心中不要有杂念，全身心投入。平躺床上，双手放在身体两侧，闭目。呼吸时要闭口，用鼻；吸气时要细、要沉，吸足气后再呼气。呼气时要缓慢，呼出后再吸气，如此循环往复。掌握好深呼吸的时间，一般宜在15分钟左右，以轻松入睡为度。

这种催眠法延长了呼吸的时间，可使人的身心得到彻底的放松；同时，还可调节中枢神经系统，使心率减慢，烦躁、焦虑或忧愁的心情逐渐趋于平静，因而能使人尽快安然入睡。

当然，任何方法都要有一定的耐心，这样方可提高睡眠质量。

【健康提示】

不管采用哪种呼吸疗法，都应注意以下几点：

1. 保持卧室清新的空气，睡前要开窗换气10分钟左右，否则污浊的空气侵入人体，不但起不到催眠作用，反而对人体造成伤害。

2. 有严重呼吸疾病患者或身体虚弱者不宜用此方法。

3. 要注意卧室四周环境，以防光线、噪声影响疗效，使人难以入睡。

6. 子时一定要提防心脏病

子时是胆经值班，这时一定要去睡觉。用现代医学解释，胆汁需要新陈代谢，人在子时入眠，胆方能完成代谢。但这个时候心脏功能最弱，很多的临床证明，心脏病患者绝大多数在夜间（心脏功能差）发病和死亡。

《易经》中认为，子时是阴极之时，是气机降得最低的时候。子后则气升，午后则气降，从午时开始气就降了，降到阴极的时候是降到最低的时候。对于心脏不好的人，容易在这个时候猝死。此外，低血糖的人容易在这个时候发病；气虚的人容易在这个时候气脱；肾病不好的人，也容易在这个时候出事。

我们在子时，有上述病症的人就该提前吃药，这样才能安然地度过子时。

国外还有研究者发现，倒班会增加工人患心脏病和糖尿病的几率，更易引发工伤和意外事故。国外有人员在调查了海洋石油钻井工人的生理健康和心理健康之后，研究人员发现，工人如果连续工作 7 个夜班，然后再工作 7 个白班，其体内调节睡眠的激素水平将大幅降低，导致其无法适应新的睡眠时间。

因此，倒班会增加工人的疲劳感，使其无法在工作时集中注意力。此外，相比只上白班的工人，倒班工人血液内的脂肪酸含量比较高，这增加了他们患上心脏病、糖尿病和其他代谢障碍疾病的几率。

从中医角度来看，倒班其实是打破了人体的生物节律。该在子时睡觉时却还在工作，人体自然吃不消了。当然，对于这些倒班制度靠自己没有办法来改变它，这时的公司最好采用特定的工作日程；同时，作为工人自己也要有自我保护意识，要避免在晚间吃高脂肪、高糖食物，以减少健康风险。

【健康提示】

一旦家里有半夜突发心脏病的，这时家人要及时拨打急救电话，同时让患者保持镇静、舒适，这时还要解开颈、胸、腰部比较紧的衣服。如果病人神志丧失，应把他摆成恢复性体位（支撑患者的头部并使其处于腹卧位，将靠近你这一侧的上臂及膝关节屈曲，轻轻地将头部后仰以保证呼吸道的通畅）。

此外，还要保持病人身体温暖，必要时可用毛毯或衣物盖住其身体；可用凉的湿毛巾敷在其前额上。

注意：不要摇晃病人或用冰水泼病人以试图弄醒他。

杨教授在线养生问答

杨力讲一日顺时养生法

——教你科学使用一天二十四小时

问：请问杨老师，敲胆经有什么注意事项吗？

答：当然。一般来说，孕妇绝对不能敲胆经，不能让孕妇有痛的感觉，会对宝宝有影响；女性月经来时可以少敲或不敲；老人敲胆经不要敲得太多，因为血升得太快人体的调节也会快，这样比较不舒服。

问：有人说在睡前喝一杯牛奶对入睡有好处，是这样吗？

答：是的，最好喝一杯温热牛奶。牛奶中含有两种催眠物质：一种是色氨酸，能促进大脑神经细胞分泌出使人昏昏欲睡的神经递质——五羟色胺；另一种是对生理功能具有调节作用的肽类，其中的"类鸦片肽"可以和中枢神经结合，发挥类似鸦片的麻醉、镇痛作用，让人感到全身舒适，有利于解除疲劳并入睡。对于由体虚而导致神经衰弱的人，牛奶的安眠作用更为明显。

问：中医认为春天应养肝胆，那么如何来养呢？

答：我在很多书中介绍过养肝胆的方法：

1. 舒畅心情：有利于舒肝利胆。

2. 吃一些舒肝胆的食物，如蒿子秆，或柴胡 3 克、竹叶 3 克泡水饮，或薄荷泡水饮。口苦、舌苔黄、胁肋不舒，可吃苦丁菜或服加味逍遥丸。多吃萝卜、青菜、水果，少吃油腻。

3. 做肝胆拍打功：肝胆均位于右胁下，而肝气行于左，所以要多拍打左、右胁部。方法是早晚用手掌同时拍打两胁下 30 次。

附录 1

【胆经的行经路线】

足少阳胆经起于瞳子髎穴，止于足窍阴穴，左右各 44 穴。本经循行路线：

足少阳胆经起于目外眼角，上行至额角，还行向下至耳后，折向上行，经额部至眉上，向后折至风池穴，沿颈部下行至肩上，左右交会于大椎穴，前行入缺盆。

它的支脉，从耳后进入耳中，走耳前，至外眼角后。

另一支脉：从外眼角分出，下向大迎，会合手少阳三焦经至眼下；下边盖过颊车，下行颈部，会合于缺盆。由此下向胸中，通过膈肌，络于肝，属于胆；沿胁内浅出于腹股沟动脉部，绕阴部毛际，横向进入髋关节部。

它的直行脉，从缺盆下向腋下，沿胸侧，过季胁，向下会合于髋关节部。由此向下，沿大腿外侧，出膝外侧，下向腓骨头前，直下到腓骨下段，下出外踝之前，沿足背进入第四趾外侧。

它的另一条支脉，从足背分出，沿着第 1、2 跖骨之间，出足大趾外侧端，回过来贯穿爪甲，出行在爪甲后方的丛毛之中。脉气由此与足厥阴肝经相接。

【足少阳胆经图】

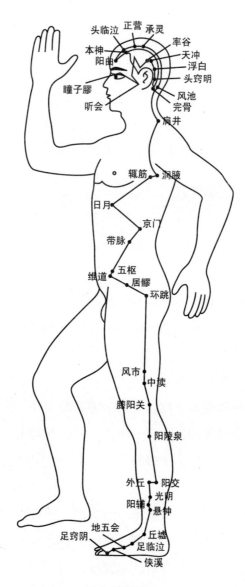

足少阳胆经图

【胆经预防和主治病症】

1. 肝胆疾病：急慢性胆囊炎、胆绞痛、各种慢性肝炎。
2. 头面五官病：头昏、偏头痛、面神经麻痹、耳鸣、耳聋、近视。
3. 其他疾病：感冒、发烧、咽喉肿痛、胁下痛、经脉所过处的肌肉痛。

【胆经的常用穴位举例】

经脉	穴名	位置	功能	主治
足少阳胆经	瞳子髎穴	在目外眦外0.5寸，当眶骨外侧缘凹陷处取穴	平肝息风、明目退翳	头痛，目疼，目赤，怕光畏光，迎风流泪，远视不明，内障，目翳
	阳辅穴	外踝高点上4寸，腓骨前缘处取穴	祛风清热、疏通经络	偏头痛，目外眦痛，缺盆中痛，腋下痛，瘰疬，胸、胁、下肢外侧痛，疟疾，半身不遂
	丘墟穴	在外踝前下缘与舟骨前上方凹陷处取穴	扶正祛邪、疏肝健脾	颈项痛，腋下肿，胸、胁痛，下肢痿痹，外踝肿痛，疟疾，疝气，目赤肿痛，目生翳膜，中风偏瘫
	足临泣穴	在第四、五跖趾关节后，当小趾伸肌腱的外侧处取穴	平肝息风、化痰消肿	偏头痛，目外眦痛，目眩，乳痈，瘰疬，胁肋痛，疟疾，中风偏瘫，痹痛不仁，足跗肿痛

经脉	穴名	位置	功能	主治
足少阳胆经	地五会穴	第四、五跖趾关节后，当小趾伸肌腱的内缘取穴	散风清热、疏肝消肿	头痛，目赤痛，耳鸣，耳聋，胸满，胁痛，乳痛，胕痛，足跗肿痛
	侠溪穴	第四、五跖趾关节后，当趾蹼缘的纵纹头处取穴	平肝息风、疏肝宁心	头痛，眩晕，惊悸，耳鸣，耳聋，目外眦赤痛，颊肿，胸、胁痛，膝、股痛，胕酸，足跗肿痛，疟疾
	足窍阴穴	第四趾外侧，距爪甲角约0.1寸之爪甲根部处取穴	平肝息风、聪耳明目	偏头痛，目眩，目赤肿痛，耳鸣，耳聋，喉痹，胸、胁痛，足跗肿痛，多梦，热病
	曲鬓穴	在耳前上方入鬓内，当角孙穴前1横指处取穴	散风止痛、开关利窍	偏头痛，颔、颊肿，牙关紧闭，呕吐，齿痛，目赤肿痛，项强不得顾，目外眦痛，耳鸣
	浮白穴	在耳后乳突后上方，当天冲穴与头窍阴穴的弧形联机之中点取穴	祛风止痛、理气消痰	头痛，颈项强痛，耳鸣，耳聋，齿痛，瘰疬，瘿气，臂痛不举，足痿不行
	头窍阴穴	在乳突后上缘，当浮白穴与完骨穴的联机上取穴	平肝息风、开窍聪耳	头痛，眩晕，颈项强痛，胸、胁痛，口苦，耳鸣，耳聋，耳痛，齿痛，瘿气

【足少阳胆经穴歌】

足少阳经瞳子髎，四十四穴行迢迢，
听会上关颔厌集，悬颅悬厘曲鬓翘，
率谷天冲浮白次，窍阴完骨本神邀，
阳白临泣目窗辟，正营承灵脑空摇，
风池肩井渊液部，辄筋日月京门标，
带脉五枢维道续，居髎环跳风市招，
中渎阳关阳陵泉，阳交外丘光明宵，
阳辅悬钟丘墟外，足临泣地五侠溪，
第四指端窍阴毕。

【足少阳胆经经分寸歌】

外眦五分瞳子髎，耳前陷中听会绕。
上关上行一寸是，内斜曲角颔厌昭。
后行颅中釐下廉，曲鬓耳前发际看。
入发寸半率谷穴，天冲耳后斜二探。
浮白下行一寸间。窍阴穴在枕骨下。
完骨耳后入发际，量得四分需用记。
本神神庭旁三寸，入发四寸耳上系。
阳白眉上一寸许，上行五分是临泣。
临后寸半目窗穴，正营承灵及脑空。
后行相去寸半同，风池耳后发际陷。
肩井肩上陷解中，大骨之前寸半取。
渊腋腋下三寸缝，辄筋复前一寸行。

日月乳下二肋缝，期门之下五分存。

脐上五分旁九五，季肋夹脊是京门。

季下寸八循带脉，带下三寸五枢真。

维道章下五三定，章下八三居髎名。

环跳髀枢宛中陷，风市垂手中指寻。

膝上五寸是中渎，阳关阳陵上三寸。

阳陵膝下一寸任，阳交外踝上七寸。

外邱外踝七寸分，此系斜属三阳络。

踝上五寸定光明，踝上四寸阳转地。

踝上三寸是悬钟，邱墟踝下陷中立。

邱下三寸临泣存，临下五分地五会，会下一寸夹豀呈。

欲觅窍阴归何处，小指次指外侧寻。

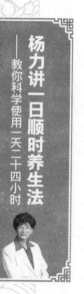

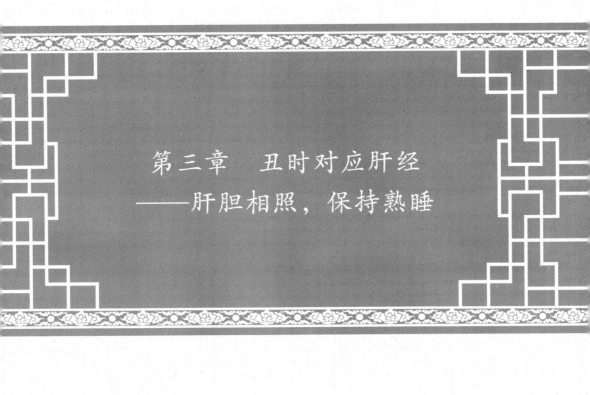

第三章　丑时对应肝经

——肝胆相照，保持熟睡

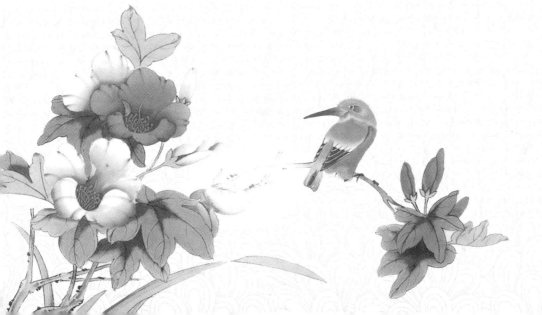

【丑时】又称鸡鸣，又名荒鸡，也就是凌晨 1 点整至凌晨 3 点整。此时是十二时辰的第二个时辰。是牛开始反刍的时候。

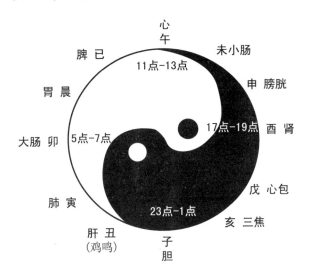

时辰图

【对应经络】足厥阴肝经，每日丑时周身气血俱注于肝。本经络属肝，络胆，与肺、胃、肾、脑有联系。

【养生重点】肝胆相照，保持熟睡

丑时是肝经当令，此时阳气虽渐长但阴气仍重。在十二经中，肝经主升发，引导身体里的阳气逐渐回升，但由于阳气依然微弱，所以此时养生的关键是继续通过睡眠来护卫阳气。丑时熟睡是对肝最大的关爱。

这个时候千万不要去酗酒、沉迷于游戏。此时人体得休息，肝还要工作。一般来说，有肝病的人多是爱熬夜的人。因为半夜肝要造血、要解毒，如果不给它喘息的机会，自然就会容易发病。

《易经》认为，肝属木，应自然界春生之气。日常养肝要如同养护树木，养肝就要及时梳理它的性情，性情暴躁只能助长它的坏脾气。要想养好肝，还要在精神上保持柔和、柔畅，力戒暴怒和抑郁，以维持其正常的疏泄功能。

1. 无为之为，丑时熟睡是最好的养肝大药

杨力讲一日顺时养生法

——教你科学使用一天二十四小时

养肝其实一点也不难，对于肝来说最好的养生方式，就是每天找个时间"卧"着，也就是睡觉。相传，在中国古代，有一位名叫陈抟老祖的神仙式人物，他因善于用睡觉来养生而出名。据说他睡一次觉，八百年后才会醒。当然，这只是一个传说，但睡觉的确是一种很好的养生方法。

睡觉时肝脏能得到血液的滋补。《素问·五脏生成论》中说："故人卧则血归于肝，肝受血而能视，足受血而能步，掌受血而能握，指受血而能摄"。它的意思指的是当人躺在床上的时候，血液会回到肝脏中，肝脏有了血液的滋养才能有良好的视力，脚有了血液的滋养才能走路，手掌有了血液的滋养才能弯曲把握，手指有了血液的滋养才能抓住东西。人之所以能视、能步、能握、能摄，这一切都是缘于肝脏受血的缘故。而想让肝脏良好的受血，就要"卧"，就是躺下来睡觉。

那些平时熬夜到后半夜的人，平时气色不仅不好，而且还容易发脾气。我曾接待过这样一位成功人士，年龄刚过40岁。但是不知最近怎么了，总是无缘无故对员工发脾气，有时回到家里也总和家人发火。弄得大家都不知何故。而且他最近看上去脸色特别难看。后来，我仔细询问他的生活状况，他说自己平时爱加班，每天几乎都是两三点钟才睡。

我想原因应该就是在这儿了。我们知道，肝藏血，人卧血归于肝，到了肝经值班时却不睡觉，怎么能养好血、养好肝呢？肝失所养，就会出现肝气不舒、肝郁气滞等问题，自然就容易发脾气了。

睡觉可以给肝脏提供一个良好的环境。当人体处于休息或情绪稳定

的状态时，身体的需要的血液会不断减少，把节省出的大量血液储藏在肝脏里面。等到身体处于运动或者是情绪激动的状态时，肝脏就会排出它原来储存的血液，分配到身体的各个地了，以满足机体活动的需要。正所谓"人动则血运于诸经，人静则血归于肝"，也正如《黄帝内经》所言"卧则血归于肝"。

丑时要保持熟睡，我们就应尽量在子时前就寝，此时肝胆都可得到最大的养护。丑时时一定处于躺到床上睡觉且在这段时间内还处于"睡着"的状态。退而求其次的说，如果在前一天没怎么睡好，第二天也应在找个时间，适当的休息一会儿，这样才能有助于强化肝脏，保护好你的肝经。

【健康提示】

简易养肝锻炼法：此法取右侧卧，略抬高臀部的体位，缓慢做腹式呼吸动作，连续做 20~30 分钟，每日做 2~3 次，这样有利于肝脏休息，还可以防治肝脏下垂。

2. 生气是给肝下毒，唯有"消气穴"可解

《素问·灵兰秘典论》中说："肝者，将军之官，谋虑出焉。"即肝为"将军之官"。何为"谋虑出焉"呢？因为肝是具有类似运筹帷幄之中、决胜千里之外的"将军"功能的脏器，所以人们的深谋远虑正是取决于肝。

肝还有一个重要的功能就是主疏泄。疏泄，有传输、疏通、发泄之意。因为肝属木，主生发。它要把人体内部的气机生发、疏泄出来，使

47

气息畅通无阻。若肝气疏泄不利，条达失宜，气机失调，则气血紊乱，或滞而不爽或亢而为害。

现代上班族由于工作压力大，可谓是最容易"郁闷"的一族了，而郁闷多是因为肝气没有疏泄出来。情志积压过多，一旦宣泄出来，最明显的表现就是愤怒。有些人会为了一件小事发火或生闷气，所以说肝主怒。反过来，外界事物引起的精神刺激，特别是郁怒，又可引起肝疏泄功能异常，气机不畅，出现胸胁胀满、头胀头晕目眩等病变，所以中医中就有"怒则伤肝"的说法。

"怒"可分为两类：一类就是平时我们看到的发火，稍有口角，就勃然大怒，拍案而起，中医上把它叫做"肝火旺"。一般来说性格外向的男性最容易发火；另一类是"郁怒"，这类人大多性格内向，不善表达，遇事就藏在心里面。这样容易导致委屈、郁怒等久积不泻，郁积于肝，中医称之为"肝气郁结"。一般来说，女性朋友容易郁怒。总的来说，这两类都是极易伤肝的常见因素，都会引起肝病或在肝病过程中使病情加重。

在五行上，肝属木，脾属土。在中医里讲究一个特点，就是木克土，即肝木会克脾土。在我们生气的时候，常出现面红耳赤、气逆、头痛、眩晕，甚至吐血或昏厥猝倒等症状，可能还会有吃不下饭的现象。生气的时候吃不下饭，这在《黄帝内经》里讲就是木克土，肝气克住了脾胃，这样你就会吃不下饭。等到我们再生气的时候，就会感觉胸口会发闷，气憋在膻中穴，让人烦闷不已。

实际上，发火或生气对人体的影响，并不只是单单的吃不下饭、胸口发闷，更重要的是对肝脏的损伤。大怒会导致肝气上逆，血随气而上溢，故伤肝。

因此，要想保护好我们的肝脏，除了要保持心情的舒畅平和外，还要通过按摩"消气穴"来解决。

肝经上有两个著名的"消气穴"——阴包穴和太冲穴。

阴包穴最适合那些"肝火旺"的人。很多人肝火一起，火性上炎，就会变得怒发冲冠、大怒不止，这时就要按摩阴包穴。此穴在大腿内侧，当胫骨内上髁4寸，缝匠肌后缘处。很多人的刚按摩时，可能总是找不准穴位，其实不用那么准确，大约位置，一路揉过去，有痛的地方坚持揉一段时间就好，然后继续找痛的地方。

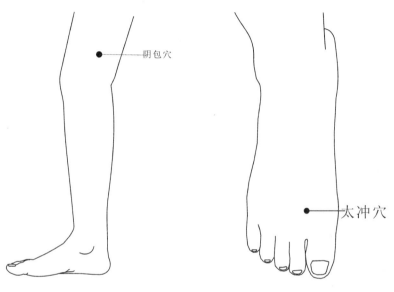

"消气穴"——阴包穴和太冲穴

而太冲穴最适合那些经常"郁怒"的人，它在大脚趾和二脚趾缝向足背方向大概三个横指处。太冲穴最适合那些爱生闷气的朋友，还有那些经常郁闷、焦虑、忧愁的人。揉太冲穴时，从太冲揉到行间，将痛点从太冲转到行间，效果比较好。

【健康提示】

从养生角度来看，养肝的最好办法是尽量戒怒。生气其实就是拿别人做错的事情来惩罚自己。正所谓"心底无私天地宽"，凡事看开一点，与人为善，就是与自己为善。事情看得开，一切都会云淡风轻笑开颜！

3. 简单的抓握也能养肝血

在日常生活当中，肝和筋是相互联系着的，这在中医里就是"肝主筋"。《素问·宣明五气篇》中说："五脏所主：肝主筋。"比如在两者的表象上，我们就可以从手的握力上来看肝和筋之间的相互作用。在生活中，我所接触的很多长寿老人，他们手腕的握力通常都是比较好的。

实际上，手的握力的强健与否，都是人体肝气的外在体现。因为人体灵活不灵活，在很大程度上是要取决于筋的，而筋的强健又是由肝来决定的。只有在肝血充足的情况下，我们的筋才会比较强健，它的弹性才会非常的好。

当肝脏受血不足时，被肝脏影响着的筋络就无法保持良好的状态，身体往往会出现很多的问题。比如说腰酸、背痛、腿抽筋等。这些在很大程度上，其实都与肝血不能荣筋有关。所以《素问·痿论》中说"肝主身之筋膜"。在肝血充足时，人就会"气淫于筋"，有充足的肝气来濡养全身的筋肉。

在日常生活当中，还可以注意到另外的一个肝气现象。就是小孩子出生的时候，手都是紧紧攥着拳头的，这也是一个"肝主筋"的证明。它表明小孩子的肝气是非常健壮的，肝气运行的很好。

因为"肝主筋"，反过来讲，经常的锻炼一下手的握力，对养护肝脏颇有好处，它可以活筋健骨，强壮肝气。例如抓握动作就是一个很好的锻炼方法。

具体方法：握紧拳头，中指的指尖上的中冲穴按在手心上的劳宫穴

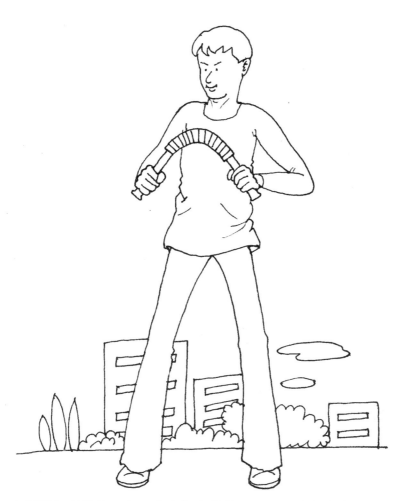

上，它可以起到补养心血、木火相生的作用。一些手脚冰凉、有时搓手也不见回暖的人，则可握拳用中指点按劳宫穴，缓慢用力，尽力抓握几秒钟，然后缓缓放松。稍停后再重复抓握，只需几下就可使手指转暖。

【健康提示】

饭后静坐休息 10~30 分钟，再去做别的事情，这对肝脏的保养，尤其是对有肝病的人来说是非常必要的。当人们在吃完饭后，身体内的血液都集中到消化道内参与食物消化的活动，当身体由躺下到站立，流入肝脏的血流量就要减少30%，

51

如果再行走、运动，流入肝脏的血流量就要减少 50% 以上。这样就会导致肝脏处在供血量不足的情况之中，使其正常的新陈代谢活动受到影响，从而对肝脏造成不同程度的损害。因此，饭后应闭目养神一段时间，尽可能使血液多流向肝脏，供给肝细胞氧和营养成分。

4. 美指明目与肝密切相关

很多女士都想拥有一手漂亮的指甲，其实肝与爪筋、指甲、眼睛是一家，并且四者当中，肝是主宰，所以这些方面的养生保健，都应从肝着手。

指甲的保养要从肝着手，因为《素问·六节藏象论》中说："肝者，其华在爪。"这说肝气的盛衰在体外，就反映在爪、筋及眼睛。如果肝血充足，爪甲坚韧明亮，红润光泽；反之，如果肝的阴血不足，爪甲失去营养，则爪甲软薄，颜色枯槁，甚则变形脆裂。因此，我们在保养指甲时首先要养好肝。

要想养眼，我们也要先养肝。因为目为肝之外窍，目的视物功能，全依赖肝精、肝血的濡养和肝气的疏泄。《灵枢·脉度》中说："肝气通于目，肝和则目能辨五色矣。"这说明肝脏的精气通于目窍，视力的强弱和肝是有直接关系的。同时《素问·五脏生成篇》认为"肝受血而能视"，亦说明视力和肝血的调节功能有关，如肝血不足，目失所养，就会出现两眼干涩，视力减退或夜盲；肝火上炎，常见目赤多泪。不少眼病多被认为和肝有关，而从治肝入手。

最后，让我们记住《黄帝内经》上的一句良言："久视伤血，久卧伤气，久坐伤肉，久立伤骨，久行伤筋"。养生之法在乎适中，凡事不可过量。用眼同样不可过度，要保护好我们的肝和目。

【健康提示】

眼睛不仅会反映肝的问题，同时五脏、全身的各组织都是相通的，其他脏有病也能反映在眼睛上。比如说，眼眶黑陷，可能为失眠、荷尔蒙失调、子宫、卵巢不正常等；如果眼睛的白眼球及眼皮发红，并伴有黄白色分泌物，则常见于麻疹初期和流行性感冒；眼神滞涩，这多是性欲力减退的象征，如果再有右侧肝下肿胀，则必须注意肝癌或肝肿的检查；有些人白天眼睛无神，夜晚不能入眠，主要是因为肝与神经不能引归光电分子，或心理过度紧张、恐悸、导致肝内缺乏舒张度时，以致肝不藏魂。

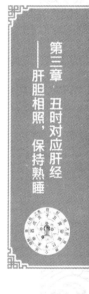

5. 肝喜欢什么就要给它吃什么

肝脏是人体主要的解毒代谢器官，它可保护肌体免受伤害，保护好肝脏就能延年益寿。在养肝、护肝的过程中，饮食尤其要注意，一定弄清肝喜欢吃什么，不喜欢吃什么？否则，不仅不利于身体健康，还有可能引起疾病的变化。尤其是春季，春季是肝的主季，肝气最旺，也最容易发生肝病，所以在这个季节我们更应该注意肝脏的饮食调养。

养护肝脏，总的营养原则是适量摄入蛋白质、少量脂肪、丰富的维生素。蛋白质必不可少，但不要过多，可以吃一些瘦肉、鱼类、乳类、花生、豆类等。高脂肪会增加肝脏的负担，人们日常饮食宜选择低脂肪、低胆固醇的食物。

以下几种食物是肝比较喜欢吃的食物：

（1）荔枝

《本草纲目》记载，荔枝有强肝健胰的效能，对增强精力、血液有卓越的效果。但不宜过多食用，否则会出鼻血，或引起牙痛，容易上火。

（2）山药

山药味甘性平，具有健脾养肝、滋肺益气、补肾固精等功效，可用枣、山药、小米、豇豆煮粥食用，以健脾养肝益胃，滋阴润燥。

（3）洋葱

洋葱不仅具有杀菌功能，还可降低人体血脂，防止动脉硬化。

（4）猪血

《本草纲目》记载，猪血有解毒的作用，可用于中风、头眩、中满腹胀、交接阴毒、杖疮等。时常吃猪血汤，维持肝脏功能，是非常必要的。

（5）甘薯

甘薯能中和体内因过多食用肉食和蛋类所产生的过多的酸，保持人体酸碱平衡，起到降脂作用。

（6）乌梅

食用乌梅是防止宿醉的方法，亦在于强化肝脏，早晨起来觉得痛苦时，宜用乌梅煎汤加入砂糖饮用。

（7）西瓜

西瓜有清热解毒、除烦止渴、利尿降压之用，富含大量糖、维生素及蛋白酶等。蛋白酶可把不溶性蛋白质转化为可溶性蛋白质。

（8）韭菜

适量吃些性温的韭菜，可起到补人体阳气，增强肝和脾胃功能的作用。

（9）葡萄

现代医学则证明，葡萄中所含有的多酚类物质是天然的自由基清除剂，具有很强的抗氧化活性，可以有效地调整肝脏细胞的功能，抵御或减少自由基对它们的损害。

（10）绿茶

绿茶对肝脏很有好处，有抗凝、防止血小板黏附聚集，减轻白细胞下降和活血化淤作用。但饮茶应适时适量，每天茶水总量不超过 1000 ～ 1500 毫升。在饭前 1 小时不宜饮茶，因为茶水冲淡胃酸，妨碍食物吸收。

除了上述的食物外，含有维生素丰富的各种新鲜水果和蔬菜、燕麦、玉米、海带、鲜枣、胡萝卜也是很好的养肝食物。

【健康提示】

　　肝脏是人体的代谢中心，因此也最容易受食物中一些不良代谢产物的"毒害"。比如说，烈性酒、含亚硝酸盐的食物（咸菜、咸鱼、火腿、香肠以及变质的残剩菜）、霉变食物、烟熏和烘烤食物，等等。这些食物容易引起肝癌。因此，饮食上一定要注意。

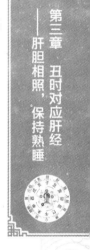

6. 对症茶饮祛肝火

现代人工作忙、压力大，动不动就会有肝火旺盛的状况。肝火旺盛的人一般都有急躁易怒、头晕胀痛、面红目赤、口苦口干、耳鸣耳聋、失眠或噩梦纷纭、胁肋灼痛、小便短黄等症状。女性朋友更是严重，还会出现了内分泌失调的症状，一些肝脏解毒能力很差的人，出现了脸上长痘、月经不调、脸色灰暗的现象。

我曾接待过一位中年女性患者陈女士，她从去年开始炒股，没想到有段时间股票走势不稳。陈女士睡不好觉，吃不下饭，平时更是心烦易怒、神经紧张，还出现了视物模糊、眼部分泌物多、眼红、眼干、耳鸣等问题。中医有"七情化火"之说，意思是忧郁、愤怒、思虑过度都会使身体机能失去平衡状态而生"火气"。肝火旺盛主要由生活不规律、心情积郁导致。再加上"肝主目"，肝火旺盛就会表现为一些眼部症状。

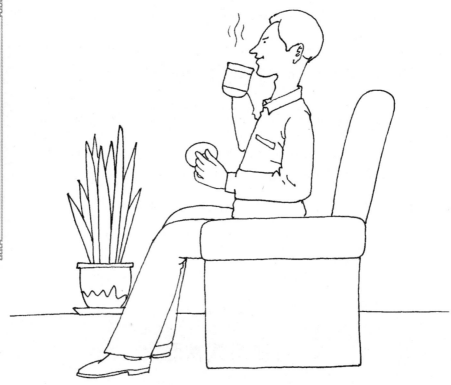

杨力讲一日顺时养生法

——教你科学使用一天二十四小时

"火"是外邪六淫"风、寒、暑、湿、燥、火"之一，由于外界气候变化，引起人体的"邪气"。此外，风热感冒、睡眠障碍、吃冰冷、辛辣、油炸食物、服用慢性病药物、糖尿病患病初期等，也会引起火气大。

如果你生活中，有难以控制的急躁易怒，晚上做梦不是那么温和，而是以噩梦为主，很紧张害怕，就可以判断自己是肝火旺盛，中医叫"肝火上炎"。

预防肝火上升或是要清肝火，中医常用苦丁茶、夏枯草、桑叶、菊花或金银花、绵茵陈调治，效果不错。方法如下：

1. 肝火旺的人平时可多用苦丁茶泡水喝。有症状时可用苦丁茶泡水喝；由于苦丁茶属寒，无症状时及虚寒者最好不要服用。

2. 将夏枯草12克、桑叶10克，加入适量的水浸泡半小时，然后入锅煮半小时，最后加入菊花10克煮几分钟，即可代茶饮。也可用冰糖或蜂蜜调味。

3. 将金银花15克、绵茵陈15克，加入适量的水浸泡半小时，然后煮半小时，即可代茶饮。可用黑糖或片糖或蜂蜜调味。

【健康提示】

肝火旺盛的人，平时可借助于一些有清火作用的药物或食物来降降火。比如肝火旺盛者平时可服用一些菊花、溪黄草颗粒。饮食方面不要过食辛辣、海味、过腻过酸、煎炸食品，以及羊肉、牛肉等易上火的食物；多吃蔬菜，如苦瓜等一些去火的东西。

7. 易患肝病的巽卦人养生之道

《易经》中的五行八卦对应了8种物质，即乾卦为天，坤卦为地；震卦雷，巽卦风；艮卦山，坎卦水；离卦火，兑卦泽。但这八种物质实际上就是五种物质，为什么这么说呢？还要从这八种物质的本源说起。

首先我们来看艮卦，艮卦代表了山，五行属土，这就和坤卦代表的地一样都是五行中"土"的代表，因此艮卦就可以由坤卦来代表，即"土"的代表。其次是震卦，震卦代表了雷，它和巽卦所表示的风同属五行中的"木"；而兑卦代表的泽和坎卦所代表的水显然象征了五行中的"水"。

　　这样一来，八卦就一并归纳成了五个卦，并和五行一一对应了。这样就形成了 5 种气质类型的人：乾卦人、坤卦人、巽卦人、坎卦人、离卦人、艮卦人。

　　下面我按气血流注的顺序，先向大家介绍巽卦人。

　　《易经》中说："巽为风，君子以申命行事。"巽卦柔而又柔，因而，"巽"又派生出顺从、谦逊的含义。但顺从非盲从，谦逊也不是优柔寡断。

　　巽卦的象数是风，是木卦，这类人的特点就是面青体瘦，身稍长或小巧玲珑，但是他们也有一个特点就是忽冷忽热，因为风是时而狂风暴雨，时而又和风细雨的。因此巽卦人易多疑善妒，敏感猜忌，心胸偏窄。

　　巽卦是多阳少阴的，所以巽卦人的寿命也要稍微偏短一些，但是比离卦人要长。

　　巽属风，风气通于肝，巽卦人通常易患外风引动内风的症状以及过敏方面的病；因为他的善变和敏感使得他们容易得神经方面的病症，如神经官能症、癔症这一类的病症；同时，也容易得高血压。

　　巽卦人如何养生呢？可适当多食鸡肉、酸味、青色菜果。要注意少食发物，如芽类食物，比如豆芽、香椿、蒜苗等等；同时也不要吃腐乳、猪头肉等；羊肉和海鲜不是不能吃，而是应该少吃，这样才能调补体内的阴阳平和。

　　巽卦人还要注意外风的影响，在大风天来临时更要注意养生。有许多高血压的病人，在大风天还没有来临之前头一两天，就感到眼睛斜

杨力讲一日顺时养生法

——教你科学使用一天二十四小时

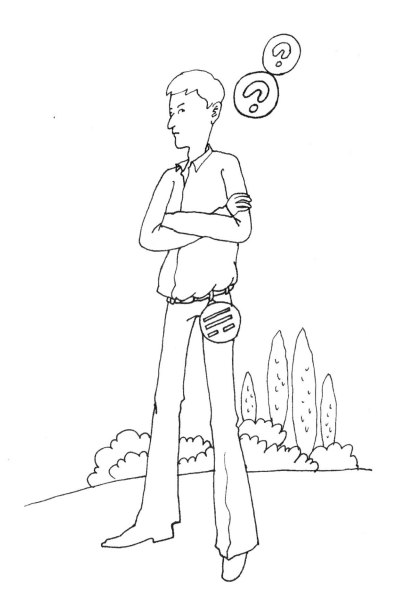

巽卦人

了、头晕了，他们去医院看医生，说自己降压药也在吃，又没有动怒，没有劳累，怎么血压就不对了？这就是因为外风影响了体内的肝风，肝脏发出的警报。等到大风过去了，一切就都好了，所以说巽木之人尤其要注意大风天前后的养生。不能生气、不能酗酒，不宜吃狗肉、猪头肉

59

及鱼虾等，也不要吃动风的药，如鹿茸、人参、柴胡、防风等。

【健康提示】

酸入肝，巽卦人可以适当吃一些酸味食物，但是到了春天就不要吃过酸的东西。因为酸性收敛，多吃不利于春天阳气的生发和肝气的疏泄，还会使本来就偏旺的肝气更旺，对脾胃造成更大伤害。

8. 怒伤肝，悲胜怒

怒为肝志，肝能表达人的愤怒之情志活动。前面我们所说，怒伤肝，即大怒、过怒最易伤肝。

当我们在过度愤怒时，破坏了身体正常舒畅的心理环境，肝气横逆，阴血不藏。有些人生气会脸红脖子粗、头痛；有些人暴怒后会导致高血压、中风；更有甚者在盛怒之下一命呜呼！"怒则气上"，过于愤怒，肝失疏泄，肝气上逆，血随气而上溢，以致面赤、气逆、吐血、呕血，甚至昏厥猝倒，变生百病。

《三国演义》里有"三气周瑜"的故事。吴国大将军周瑜才华横溢，是一位不可多得的将才。但他穷尽一生了没有斗过足智多谋的诸葛亮。周瑜心胸狭窄，经常生气，他还常慨叹："既生瑜，何生亮？"意思是既然生了我周瑜，何必再生诸葛亮？久而久之周瑜就积劳成疾。最后一次遇见诸葛亮时，被诸葛亮气得血往上涌，一命呜呼了。所以怒则伤肝、伤气血，这一点大家一定要注意。

除了我们提到了那些方法外，还有什么好方法"不怒"呢？其实

《黄帝内经》中早就告诉我们"怒伤肝"的解决办法，就是"悲胜怒"。因为怒是肝的情志，悲是肺的情志。根据五行学理论，肝属木，肺属金，而金克木，所以肺金克肝木，大悲克大怒。

有这样一个例子。有两个兄弟分家，他们家的房子南北各有一个大间，兄弟二人都争着要南边的那间。弟弟说："我马上娶媳妇了，南边那间得归我！"母亲疼小的，就把南边的房间给了弟弟。哥哥就大怒了，发狂了，每天都大叫大嚷的，这就是"大怒伤肝"。

治疗的方法就是让他想一件悲伤的事。母亲就去骗他，对他说："你还在这里疯疯癫癫的，你知道吗？你弟弟今天出车祸了！"他一听，一下子就吓醒了，眼泪唰唰地就流下来了，病就好了，两兄弟也和好了。这就是典型的悲胜怒的案例。

【健康提示】

由于老年人肝血渐衰，性易急躁，因此有的老年朋友在家里或社会上遇到不顺心的事，就会火冒三丈，怒不可遏。其实这样不但解决不了问题，而且还会损伤身体。因此老年朋友遇事一定要冷静，才能积极思考，想出对策，圆满解决问题。

杨教授在线养生问答

问：春天最宜养肝气，可是如何养肝的"生气"呢？

答：养肝的"生气"，目的在于生血气，因为生血气是肝的主要作用。养肝的生气目的在于振奋肝的生机。那么，我们如何养肝的生气呢？

1. 舒畅心情，与大自然融为一体，以美好的春天振奋自己的心情。

2. 吃春天有生发之性、可以助生机的食物，如春韭、豆芽、春笋、野菜、香椿、荠菜等。

3. 多吃温阳滋补的食物助肝的生气，如鸡、鹿肉、羊肉、狗肉。

问： 每次与老婆吵架后，她都爱生闷气，怎么也哄不好，我真担心她气坏了身体。我本不想让她生气，可是我最近工作忙，压力大，自己有时也忍不住。有没有好办法让她不生气呢？

答： 其实，你们俩人都应该多按按消气穴——阴包穴和太冲穴。你按阴包穴，她按太冲穴。你可以为她按摩太冲穴，一方面可以缓解冲突让她感觉你很爱她，另一方面还有保健的作用。

当然，按的方法也有讲究。如果按压太冲穴时，她有压痛感，那说明肯定有问题。如果没有就要多按揉，因为有时麻木、气血不通等也可能导致没有压痛感。用力应以适度微痛为宜，循序渐进。

附录2

【肝经的行经路线】

足厥阴肝经，起于大敦穴、止于期门穴，左右各14穴。本经循行路线为：

足厥阴肝经起于足大趾外侧端，沿足背上行至内踝前1寸处，向上沿胫骨内侧上行，到达内踝上8寸处交出足太阴脾经之后，再沿大腿内侧中线入阴部毛从中，绕阴器，经小腹，挟胃两旁，属于肝，联络胆，向上穿过膈肌，分布于胁肋，沿喉咙后面，向上进入鼻咽部，至目连接目系，出于前额，上行与督脉交会于头顶部。

它的一个支脉，从目系分出，下行至颊里，环绕在口唇的里边。

另一支脉，从肝分出，穿过膈肌，向上注入肺中，交于肺经。

【足厥阴肝经图】

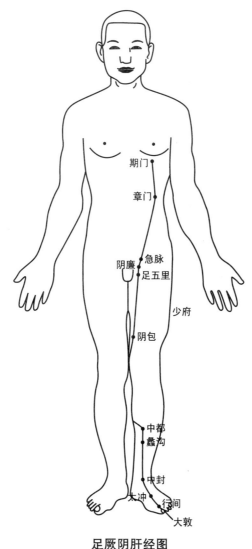

足厥阴肝经图

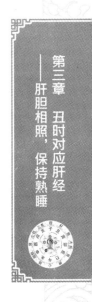

【肝经预防和主治病症】

1. 生殖系统疾病：痛经、闭经、月经不调、盆腔炎、前列腺炎、疝气。

2. 肝胆疾病：各种急慢性肝炎、急慢性胆囊炎、肝脾肿大、抑郁症。

3. 其他疾病：头顶痛、头晕眼花、各种眩晕、癫病、胃痛等。

【肝经的常用穴位举例】

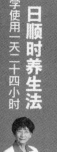
经脉	穴名	位置	主治
足厥阴肝经	大敦穴	脚大拇趾外侧甲角约0.1寸	疝气，遗尿，经闭，崩漏，阴挺，癫痫
	行间穴	足背，第一、第二趾间缝纹端	头痛，目眩，目赤肿痛，青盲，口㖞，胁痛，疝气，小便不利，崩漏，癫痫，月经不调，痛经，带下，中风
	太冲穴	足背，第一、第二跖骨结合部之前凹陷中	头痛，眩晕，目赤肿痛，口㖞，胁痛，遗尿，疝气，崩漏，月经不调，癫痫，呕逆，小儿惊风，下肢痿痹
	中封穴	足背侧，内踝前1寸，胫骨前肌腱内缘	疝气，遗精，小便不利，腹痛
	蠡沟穴	小腿内侧，内踝高点上5寸，胫骨内侧面的中央	小便不利，遗尿，月经不调，带下，下肢痿痹

经脉	穴名	位置	主治
足厥阴肝经	中都穴	小腿内侧，内踝高点上7寸，胫骨内侧面的中央	疝气，崩漏，腹痛，泄泻，恶露不尽
	曲泉穴	屈膝，在膝关节内侧横纹头上方，当胫骨内[骨果]之后，半膜肌、半腱肌止端之上方凹陷处取穴	月经不调，痛经，白带，阴挺，阴痒，产后腹痛，遗精，阳痿，疝气，小便不利，癫狂，头痛，目眩，膝膑肿痛，下肢痿痹，气喘
	章门穴	在侧腹部，第十一浮肋端之下际，侧卧取之	腹痛，腹胀，肠鸣，泄泻，呕吐，胸胁痛，黄疸，痞块，小儿疳积，神疲肢倦，身目闰，咳，少气，腰脊冷痛，溺多白浊
	期门穴	在乳头直下，第六肋间隙处取穴	胸胁胀满疼痛，呕吐，呃逆，吞酸，腹胀，泄泻，咳喘

【足厥阴肝经穴歌】

一十四穴足厥阴，大敦行间太冲寻，
中封蠡沟中都近，膝关曲泉阴包临，
五里阴廉羊矢穴，章门长对期门深。

【足厥阴肝经经穴分寸歌】

大敦大指外侧端，行间两指缝中间。

太冲本节后二寸，中封内踝一寸前。

蠡沟内踝上五寸，中都上行二寸攀。

膝关犊鼻下二寸，曲膝纹头是曲泉。

阴包膝上四寸行，气冲三寸下五里。

阴廉穴在气冲下，相去二寸牢记取。

急脉毛际二五旁，厥阴大络睾丸系。

章门脐上二寸量，旁开六寸是穴地。

期门乳旁寸半开，直下寸半无烦拟。

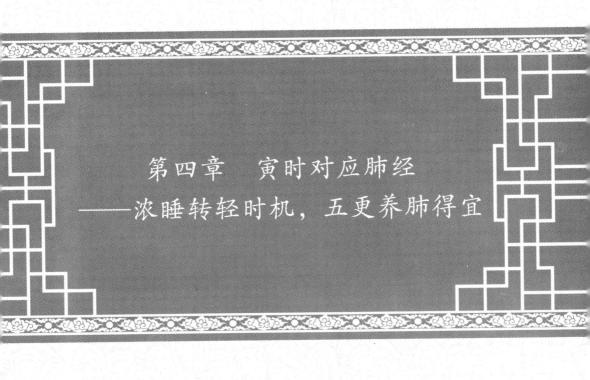

第四章　寅时对应肺经
——浓睡转轻时机，五更养肺得宜

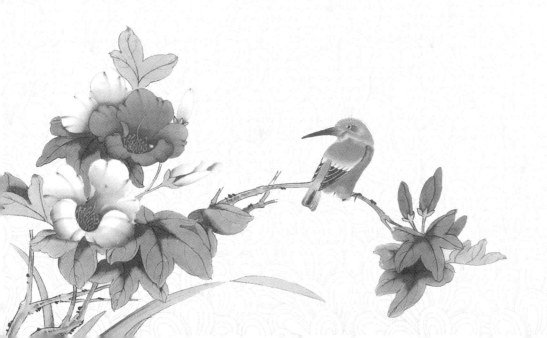

【寅时】又称平旦，又名黎明、早晨、日旦，即早上3点整至5点整。此时是十二时辰的第三个时辰。是老虎出没的时候。

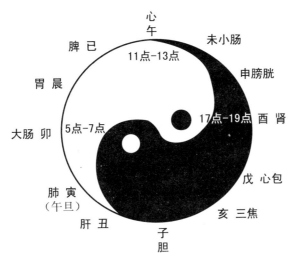

时辰图

【对应经络】手太阴肺经，每日寅时周身气血俱注于肺。本经络属肺，络大肠，通过横隔，与胃和肾有联系。

【养生重点】浓睡转轻时机，五更养肺得宜

寅时是气血流注肺经之时，这时大地开，阴阳开始发生转化，由阴转阳。人体此时也进入阳气渐盛的阶段。此时肝脏把血液推陈出新之后，将新鲜血液供给肺，通过肺送往全身。这个时间也是人从静变为动的开始，这个转化的过程需要有一个深度的睡眠来进行。

很多老年人在寅时快结束时就开始起床锻炼了，需要注意的是，心脏功能不太好的老人不提倡早锻炼。有心脏病的人一定要晚点起床，而且要慢慢地起，也不主张早上锻炼。

1. 寅时睡不着一定要练练气

寅时周身气血流经于肺经，肺主肃降。此时人会睡得很深，借此来保证肃降之气的运行。若是在这个时候熬夜或是早醒的话，就会因与身体的气血运行相违背，于是有了一种度日如年、特别难熬的感觉。

在夜间各个时段中，寅时熬夜是对身体的损害最大的。有这样一位公司领导者，平时爱熬夜，而且总是熬到后半夜。刚开始他每天还挺兴奋，后来时间长了第二天就感觉头晕眼花、耳鸣、四肢无力，平时的注意力和思考能力也严重下降。这其实是熬夜过多给他带来的伤害。对于女性朋友来说，熬夜的最大伤害是让美丽严重打折。因此，现代人不管有多忙，千万不要熬通宵，尤其是避免在寅时熬夜。

同时，寅时经常醒来也可能是身体欠佳的警示。一些上了年纪的人大多会在这个时间醒来，这主要是因为人老了以后，身体的各项机能比以前要差得很多，肺的肃降能力也每况愈下。身体所运行的功能只是宣发可以，肃降不行，所以寅时往往会出一身大汗醒来。

当然，寅时早醒的人要是觉得睡不着的话，也不要有急躁的情绪。因为这样会使人气郁心闷，更加难以入睡。若是实在睡不着的话，不妨披衣静坐，做几个练气的动作。

道家认为，"天开于子，地辟于丑，人生于寅。"寅时乃肺经当令，肺朝百脉，主一身之气，所以寅时睡不着，可以练练气，坚持一段时间后就会有一个良好的睡眠。

具体如何来做呢？坐姿以自己能舒服的动作就行，或散盘或单盘或双盘均可。练功时，口眼微闭，舌尖轻抵上腭；头顶要与会阴穴（即

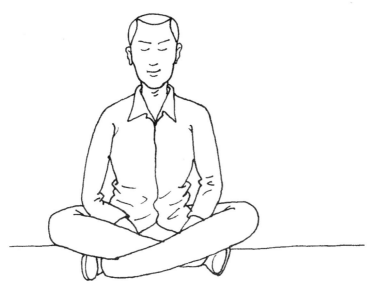

静坐练气

阴部和腔门之间的穴道）成一直线，心情放轻松，全身的肌肉放松，思绪宁静，意念轻微的集中在小腹下丹田穴；呼吸柔和自然。鼻吸鼻呼或鼻吸口呼均可（忌口吸口呼），先呼后吸。

呼吸时想象天上的日、月、星辰随着自己的吸气动作从头顶正中央处垂直下行经胸部膻中穴、过鸠尾穴（脐上7寸）至脐下的下丹田处，并缓慢充满整个下腹部。吸气的同时，柔和的提肛（收缩肛门），呼气时缩肛，其他不要做任何想象或意守。如此一呼一吸的练习，一般半小时后即可收功。

【健康提示】

日常养肺的小诀窍：

1. 摩鼻：先用冷水清洗鼻腔，然后再对鼻子进行按摩，如点压迎香等穴位，用双手大拇指上下摩擦鼻梁两侧，或按住鼻孔一侧重点让另一侧鼻孔通通气。可强健鼻腔功能、保护呼吸道。

2. 捶背：端坐，腰背自然直立，双目微闭放松，两手握成空拳，适当用力地反捶脊背中央及两侧，同时进行叩齿，吞咽口中津液。捶背时，先从下向上，再从上到下及先捶背中央，再捶左右两侧，各捶6～8遍。捶背可以健肺养肺，预防感冒。

3. 摩喉：坐立均可，端正身体的姿势，仰头，颈部伸直，用手沿咽喉部向下按摩，直至胸部。左右手交替按摩各36次。按摩时，拇指与其他四指张开，以虎口对准咽喉部，自颔下向下按摩，动作宜缓慢，用力适当。利咽喉，预防感冒咳嗽。

2. "多事之秋"要养肺，养肺"和"为贵

秋天一到，天气就渐渐变凉了。气候往往容易使人感冒着凉，所以，发生咳嗽痰喘的病人较多；一些有咳嗽老病的患者，也容易在秋季犯病。真可谓是一个"多事之秋"。

中医根据季节的变化对人体影响的规律，总结出了秋季易损伤肺气的理论。《易经》认为，秋季的气候是处于"阳消阴长"的过渡阶段，这个时候养生非常关键。

秋天，从立秋开始，历经处暑、白露、秋分、寒露、霜降6个节气，其中的秋分为季节气候的转变环节。立秋至处暑，秋阳肆虐，温度较高，加之时有阴雨绵绵，湿气较重，天气以湿热并重为特点，故有"秋老虎"之说。白露过后，雨水渐少，天气干燥，昼热夜凉，气候寒

热多变，稍有不慎，很容易伤风感冒，许多旧病也易复发。我经常提醒那些身边的朋友，让他们在秋天注意养生工作，这样他们就很安全地渡过了整个秋天；而那些不注意的秋季养生的朋友，多被伤风感冒等病找上了。

秋天如何养生最好呢？由于人体的生理活动与自然环境变化相适应，体内阴阳双方也随之发生改变。因此，秋季养生在对精神情志、饮食起居、运动导引等方面进行调摄时，应注重一个"和"字。

（1）调和七情，远离悲秋

《易经》认为，肺属金，且肺与秋气相应，肺主气司呼吸，在志为忧。肺气虚的人对秋天气候的变化特别敏感，尤其是一些中老年人目睹秋风冷雨、花木凋零、万物萧条的深秋景况，常在心中引起悲秋、凄凉、垂暮之感，很容易产生抑郁情绪。

因此，秋季养生先要调和七情。怎么样去调呢？《素问·四气调神大论》中说："使志安宁，以缓秋刑。收敛神气，使秋气平。无外其志，使肺气清。此秋气之应，养收之道也。"也就是说，秋天里一定要应养成不以物喜，不以己悲，乐观开朗，宽容豁达，淡泊宁静的性格，收神敛气，保持内心宁静，可减缓秋季肃杀之气对精神的影响。

（2）适度秋冻，和用强身

俗话说"春捂秋冻，不生杂病"。在秋季养生中，进行"秋冻"时，应该适当少穿点衣服，有意识地让身体冻一冻，以便逐渐提高人体的抗寒能力，适应寒冷天气，气候变化，从而使人免受风寒，防止各种病菌、病毒对机体的侵袭。

但"秋冻"也适度。从养生的角度出发，循序渐进地练习"秋冻"，加强御寒锻炼，可增强心肺功能，提高机体适应自然气候变化的抗寒能力，有利于预防呼吸道感染性疾病的发生。如果到了深秋时节，遇天气骤变，气温明显下降，阴雨霏霏，仍是薄衣单裤，极易受到寒冷的刺激，导致机体免疫力下降，引发感冒等病。特别是患有慢性支气管炎、哮喘、慢阻肺、心脑血管病、糖尿病等病的中老年人，若不注意天气变化，防寒保暖，一旦受凉感冒，极易导致旧病复发。因此，要顺应秋天的气候变化，适时地增减衣服，做到"秋冻"有节，和用强身。

（3）饮食调和，防燥润肺

秋分以后，由于雨水渐少，空气中的湿度小，秋燥便成了中秋到晚秋的主要气候。秋季又是肺金当令之时，稍有疏忽，易被秋燥耗伤津液，出现口干舌燥、咽喉疼痛、肺热咳嗽等问题。因此，秋天里最好多吃一些清热生津、养阴润肺的食物。如泥鳅、鲫鱼、白鸭肉、芝麻、核桃、百合、糯米、蜂蜜、牛奶、花生、鲜山药、白木耳、广柑、白果、梨、红枣、莲子、甘蔗等清补柔润之品，可起到滋阴润肺养血的作用。

对中老年胃弱的人，早餐最好喝一些粥，这样有利于和中益胃生津。如百合红枣糯米粥滋阴养胃，百合莲子粥润肺益肾，百合杏仁粥祛痰止咳，鲜生地汁粥凉血润燥，扁豆粥健脾和中，生姜粥御寒止呕，胡桃粥润肌防燥，松仁粥润肺益肠，菊花粥明目养神，茶粥化痰消食，燕窝粥养肺止嗽，山药粥健脾固肠，甘菊枸杞粥滋补肝肾……各人可根据自己的实际情况来选择不同的粥食用。

（4）合理运动，动静和谐

秋季比较适合人们运动，但运动也要因人而异，如中青年人可跑步、打球、爬山、洗冷水浴、游泳等；老年人可散步、慢跑，练五禽戏，打太极拳，做健身操、八段锦，自我按摩等。在进行"动功"锻炼的同时，可配合"静功"，如"六字诀"的呬字功可补肺气。

呬，读（xià）。发音：呬字从俗读四；正音为戏，五音配商，读如夏，声短气长。口型：开口张腭，舌尖轻抵下腭。如何练习呢？呼气念呬字，两手从小腹前抬起，逐渐转掌心向上，至两乳平，两臂外旋，翻转手心向外成立掌，指尖对喉，然后左右展臂宽胸推掌如鸟张翼。呼气尽，随吸气之势两臂自然下落垂于体侧，重复6次，调息。

(5) 预防为主，和而安康

秋天是肠道传染病、疟疾、乙脑等病的多发季节，也常引起许多旧病，如胃病、老慢支、哮喘等病的复发。患有高血压、冠心病、糖尿病的中老年人，在晚秋季节若疏忽防范，则会加重病情，甚至发生高血压危象、急性心肌梗死、脑卒中而祸及生命。因此，人人都要树立预防为主的思想。对高血压、冠心病、糖尿病人进行干预治疗，将血压、血脂、血糖等指标控制在理想范围，保持和谐平衡，可有效地防止并发症，提高生活质量，安度金秋。

肺是五脏中的娇脏，无论是在秋季，还是平时，我们都要善待它。如果违背上面的法则，就会伤害肺气，到了冬季还可能会引发其他病症。

【健康提示】

秋季气候干燥，我们身体会损耗大量的水分，多饮水是秋季养肺最简单的办法。据测算，秋季每天通过皮肤蒸发的水分在 600 毫升以上，从鼻腔内呼出的水分也不下 300 毫升。要及时补足这些损失的水分，秋季每天至少要比其他季节多喝水 500 毫升以上，这样才能保持肺脏与呼吸道的正常湿润度。

除了饮水外，也可直接从呼吸道"摄"入水分。原理是肺"开窍于鼻"，通过吸入水蒸气而使肺脏得到水的满足。方法很简单：将热水倒入杯中，用鼻子对着杯吸入水蒸气，每次 10 分钟左右，早晚各一次即可。

另外，还要勤洗澡，因为皮毛为肺的屏障，秋燥最易伤皮毛，进而伤肺，而洗浴有利于血液循环，可使肺脏与皮肤气血流畅，发挥滋润皮肤、肺脏的作用。洗浴前 30 分钟，先喝淡盐水一杯，洗浴时不宜过分揉搓，以浸浴为主。

3. 众多食物中的养肺十大明星

秋气内应于肺，燥是这季节里的主气，往往容易出现咽干、鼻燥、皮肤干涩等典型症状。而许多新鲜水果和蔬菜中富含人体所需要的多种营养物质，不仅具有滋阴养肺、润燥生津之功效，而且能治疗与肺有关的疾病，是很好的养生保健方法。

（1）梨

梨肉香甜可口，肥嫩多汁，有清热解毒，润肺生津、止咳化痰等功效，生食、榨汁、炖煮或熬膏，对肺热咳嗽、麻疹及老年咳嗽、支气管炎等症有较好的治疗效果。若与荸荠、蜂蜜、甘蔗等榨汁同服，效果更佳。

（2）葡萄

葡萄营养丰富，酸甜可口，具有补肝肾、益气血、生津液、利小便等功效。生食能滋阴除烦，捣汁加熟蜜浓煎收膏，开水冲服，治疗烦热口渴尤佳。经常食用，对神经衰弱和过度疲劳均有补益。葡萄制干后，铁和糖的含量相对增加，是儿童、妇女和体弱贫血者的滋补佳品。

（3）大枣

大枣能养胃和脾、益气生津，有润心肺、调营卫、滋脾土、补五脏、疗肠癖、治虚损等功效。中医常用其治疗小儿秋痢、妇女脏燥、肺虚咳嗽、烦闷不眠等症，是一味用途广泛的滋补良药。

（4）石榴

石榴性温味甘酸，有生津液、止烦渴作用。凡津液不足、口燥咽干、烦渴不休者，可作食疗佳品。中医常将石榴捣汁或煎汤饮，能清热解毒、润肺止咳、杀虫止痢，可治疗小儿疳积、久泻久痢等。

（5）柑橘

柑橘性凉味甘酸，有生津止咳、润肺化痰、醒酒利尿等功效，适用于身体虚弱、热病后津液不足口渴、伤酒烦渴等症，榨汁或蜜煎，治疗肺热咳嗽尤佳。

（6）甘蔗

蔗汁性平味甘，为清热、生津、润燥、滋养之佳品，能助脾和中、消痰止咳、治噎止呕，有"天生复脉汤"之美称。中医常把其作清凉生津剂，用于治疗口干舌燥、津液不足、大便燥结、高烧烦渴等症。

（7）柿子

柿子有润肺止咳、清热生津、化痰软坚之功效。鲜柿生食，对肺痨咳嗽虚热肺痿、咳嗽痰多、虚劳咯血等症有良效。红软熟柿，可治疗热病烦渴、口干唇烂、心中烦热、热痢等症。

（8）百合

百合质地肥厚、甘美爽口，是营养丰富的滋补上品，功擅润肺止咳、清心安神，清热解毒，对肺结核、支气管炎、支气管扩张及各种秋燥病症有较好疗效。中医上熟食或煎汤，可治疗肺痨久咳、咳唾痰血、干咳咽痛等症。

（9）萝卜

萝卜能清热化痰、生津止咳、益胃消食，生吃可治疗热病口渴、肺热咳嗽、痰稠等症，若与甘蔗、梨、莲藕等榨汁同饮，效果更佳。我有一个朋友，有一天，家里来了客人，很高兴，就去买了猪肉大葱，煮了一大锅猪肉大葱馅的饺子，吃了好几顿。等客人走了，他感觉痰变得很多。于是，我建议他就买个生萝卜放点香醋凉拌着吃，吃了三天，一个生萝卜吃完了，结果就好了，痰也没有了。

(10) 荸荠

荸荠可作水果生吃，亦可做菜食用，具有清热生津、化湿祛痰、凉血解毒等功效，可治疗热病伤津、口燥咽干、肺热咳嗽、痰浓黄稠等症，与莲藕榨汁共饮效果更佳。

需要注意的是，食用新鲜水果和蔬菜一定要适量，过食或暴食亦会影响身体健康。中国营养学会推荐，每人每天吃蔬菜 400～500 克，吃水果 100～200 克。另外，新鲜水果含糖量较高，老年人、心脑血管疾病患者及糖尿病患者要慎食。

【健康提示】

美国哥伦比亚大学新近研究表明，经常吃如咸肉、腌肉、香肠类腌肉制品易诱发慢性阻塞性肺病。这是因为，腌肉时使用的大量防腐剂亚硝酸盐可产生活性氮和硝酸基，它们可以影响肺的换气功能。调查表明，每月摄入 14 次腌肉者，其每秒钟用力呼气量要比不食用腌肉者少 115 毫升，最大肺活量平均少 60 毫升。所以，人们应当尽量不吃或少吃腌肉食品。

4. 秋冬时节别让老年性肺炎找上您

一般来说，老年性肺炎在秋冬季的发病率最高，约占全年的60%～70%之间，80 岁以上的老人在秋冬季的死亡病因肺炎为第一位。这是因为，老年人呼吸器官功能衰退，肺循环不良，加上支气管黏膜上皮功能退化，咳嗽无力，净化功能减退，因而影响肺内和支气管分泌物的排除。而在秋冬季由于天气寒冷，一不小心就会着凉，一旦受凉感冒后，就极易引起呼吸道感染而继发肺炎。

有一年冬天，我接到这样一位老年患者：这位年过 60 岁的老先生在前一段时间经常患感冒，而且人也没精神，经常"发蔫"，咳嗽、咯痰不断。后来，我建议他去医院拍个胸片。结果，发现这位老先生患上了肺炎，最后在医院里输了几天液后才痊愈。因此，到了秋冬季，天气寒冷的时候，中老年人尤其要预防感冒，防止患上肺炎。

老年性肺炎发病时并没有什么典型的症状，只是表现轻微的咳嗽、咯痰，有时还出现胸闷、呼吸困难。因此，老年性肺炎经常会被当作一般的感冒治疗。但是因为误诊，而使病得不到及时有效的治疗，后果是非常严重的，所以老年性肺炎的预防和及时发现十分重要。

如果你在秋冬季感冒，并像上述老先生那样，且有时感冒一周不愈，或感冒后出现胸闷、咳浓痰、轻微发烧或咳嗽等症状时，建议做下胸部 X 光透视。一旦确诊为肺炎，应尽早使用有效的药物治疗。如果治疗周期到了，拍片即使肺炎没痊愈，也要停掉抗菌药，观察半个月后再拍片复查。因为老年人肺部病变药物吸收较慢，影像检查可能比疾病恢复慢半拍。

老年性肺炎主要是以预防为主，重点是要注意防寒保暖，可从日常生活入手，提高机体免疫力。冬季气候寒冷，要适时增减衣物，避免受凉感冒；经常开窗透气，保持室内空气的新鲜；还要养成良好的生活习惯，注意饮食清洁和多饮水，不吸烟、不酗酒。

另外，要经常锻炼身体，增强体质，加强对寒冷的防御能力，使机体能适应天气冷热的变化，提高自己的抗病能力。平素不能深居简出，要多到室外活动，多晒太阳，呼吸新鲜空气，增加肺活量，以增强体质。还要积极治疗引发老年性肺炎的各种慢性疾患。一旦出现咳嗽、鼻塞、流涕等上呼吸道感染症状，要及时彻底治疗，切不可硬扛拖延，防止细菌侵入肺部发展成肺炎。

【健康提示】

有时候，得了肺病可以自己查。肺部出现疾病一般可以从咳嗽、咯血等典型症状辨病：

1. 晨咳：一般多见于支气管扩张、慢性肺脓肿。

2. 夜咳：多见于慢作性支气管炎、肺结核、慢性左心功能不全。

3. 无痰咳嗽：多见于慢性咽炎或喉炎、胸膜炎。

4. 多痰咳嗽：常见于慢性支气管炎、支气管扩张、肺脓肿、肺结核等。

5. 青壮年咯血：可能患有肺结核、支气管扩张等病。

6. 中老年咯血：如果常反复发作，可能患有慢性支气管炎或肺癌。

5. 健肺可以借助运动来助阵

根据自己的爱好，选择适当的运动项目，积极参加体育锻炼，是强健肺脏的最佳办法。如散步、体操、气功等，其中气功尤为卓越。下面介绍几种强健肺脏的气功法，供大家参考：

（1）呼吸功

具体方法：可以端坐在椅上，将双手平放在膝盖上，两眼轻闭，慢慢从鼻腔中吸气，使肺下部充满空气，同时下腹部轻轻鼓起，并有意识地设想吸入的气流已到达并聚集在下腹部。这个过程需要大约5~6秒钟，保持气感5秒钟，使肺部有时间吸入所有氧气，慢慢吐气，肋骨和胸腔又慢慢回到原来的位置。在开始再一次吸气过程之前，暂时停顿2~3秒钟，再重新吸气，反复以上动作8~12次即可。坚持每天练习，有加强肺部呼吸功能，改善全身供氧，可提高我们身体的免疫力。

（2）吐纳功

具体方法：端坐椅上或床上，闭目养神片刻后，叩齿20~30分钟，然后用舌头在中中搅动；口水满后，漱练3遍，分3口咽下，并意送至脐下丹田，再慢慢将气从口中呼出，呼气时口微张，默念"四"音，但不能出声。如此反复20~30次，稍停1分钟后，两手半握拳，轻敲背部，左右各3~5次。坚持每日早晚练习，能有效防止预防秋燥。

（3）拍肺功

具体方法：端坐椅上，两膝自然分开，双手放在大腿上，头放正，两眼轻闭，全身放松，吸气于胸中，同时抬手，用掌从两侧胸部由上至下轻拍，每次约10~15分钟，最后用手背随呼吸轻叩背部肺腧穴20~30下。坚持每天练习，能加强肺部呼吸功能。

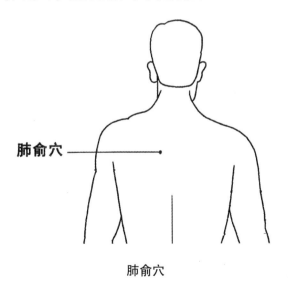

肺俞穴

（4）扩胸运动

具体方法：站立，双臂展开做扩胸动作，每次舒展胸廓5~8分钟；

同时，活动颈部，耸双肩，左右转体，并进行深长呼吸，捶打按摩腰部肌肉。扩胸运动可有效地消除肺部因为俯案造成的压抑感，增加心肺功能，最适合长期伏案工作的人如编辑、打字员、缝纫工等经常练习。

（5）甩手运动

具体方法：两脚分开，与肩同宽，双手自然下垂，然后向前伸与肩同高，再用力向后甩去。开始可先甩手 30～50 次即可，以后逐渐增加次数，一般每次可做 150～250 次。甩手运动能积极活动肩肘关节，促使手腕振动，有助于人体手三阴经（手太阴肺经、手少阴心经、手厥阴心包络经）的气血循环与通畅，对心肺健康十分有益。

以上几种运动方法简单易行，对于强健肺脏颇有益处，希望大家多加练习。

【健康提示】

我们说适量的运动可以增加抵抗呼吸系统感染的能力，但是过量和剧烈的运动只能增加被感染的危险。研究人员曾跟踪调查了 10 个马拉松运动员，结果其中 7 个人的呼吸系统受到不同程度的感染。因此，我们的建议是运动不可过量，而且一定要做好热身工作。

6. 腹式呼吸最养肺

肺是人体呼吸的主要器官，也是五脏最为娇嫩的脏器。肺在呼吸过程中，与外界直接相通，外界的冷暖变化和各种致病微生物、灰尘等有害因素，都时刻影响着肺脏。人体功能的衰竭先从肺开始，因而肺脏保养是预防疾病，增进健康，抗衰防老的重要环节。

其实养肺的方式在生活中有很多，明代冷谦在《修龄要旨》中记载："一吸便提，气气归脐；一提便咽，水火相见。"其中包含了腹式呼吸、提肛、吞津三要旨，数百年来成为人们养生益寿的秘诀。其中，腹式呼吸便是一个很好的养肺方法。

我们在自然界中也可以发现，寿命比较长的动物大多是以腹式呼吸为主，比如乌龟，它的寿命可长达1000年，而龟采用的就是腹式呼吸。《易经》的创作素材来源之一就有动物，圣人写成《易经》和学习了动物的智慧是分不开的，其中腹式呼吸便是一个最好的明证。

我曾到过江苏的如皋，这里是全国有名的长寿的福地。我向这里的长寿老人求教养生之道时，他们多提到了"用肚子吸气"，或者"像青蛙一样呼气"，其实就是我们常说的腹式呼吸。

为什么腹式呼吸对我们的身体如此重要呢？因为腹腔内藏着除心、肝、肺之外的全部脏器，包括消化系统、造血系统、泌尿系统及内分泌系统、淋巴系统的一部分，并拥有大量的血管、神经，因此腹腔是非常重要的。人们在学会直立行走以后，就逐渐变为胸式呼吸了，可这种呼吸方式会导致胸部横隔膜的运动较小，使呼吸多集中在肺部的上、中部进行。这样就造成了肺的偏废和偏用，再加上人人都有一根腰带，更限制了腹式呼吸。如此长期下去的结果就是致使肺的下部组织萎缩，甚至纤维化，因而老年人中肺退化的疾病常见于肺的中下叶。

如果每次呼吸都通过腹式呼吸，可使中下叶全部肺泡及时开发；同时，人在进行腹式呼吸时，腹部肌肉紧张与松弛交替进行，局部肌肉内毛细血管也交替出现收缩与舒张，加速了血液循环，扩大了氧的供给，促进了肌体代谢产物的排除。所以，腹部呼吸对全身器官组织都有很好的调整和保健作用。

那么如何进行腹式呼吸呢？腹式呼吸的方法并不复杂，具体方法有两种：一种是顺式呼吸，就是在吸气时把腹部鼓起，呼气时腹部缩回；

另一种是逆式呼吸，就是反过来，吸气时将腹部收缩，呼气时再把腹部鼓起。

做腹式呼吸时要把握以下几点：一是呼吸要深长而缓慢；二是用鼻呼吸而不用口呼吸；三是一呼一吸掌握在 15 秒钟左右，每次 5～15 分钟，当然时间再长一点更好；四是呼吸过程中如有口津溢出，可徐徐咽下，不要吐出；五是练习腹式呼吸不要穿紧身衣，尽量放松腰带，戒酒排便。

从经络方面来看，其实腹式呼吸就是用吐纳的方法打通了我们的肺经，通过这一呼一吸也将长寿之道拓宽到了一个新领域。

【健康提示】

很多想减肥的朋友，如果能将运动与腹式呼吸结合起来也会有不同凡响的功效。可以平时走路和站立时，可用力缩小腹，再配合腹式呼吸，让小腹肌肉变得紧实。只要随时提醒自己"缩腹才能减肥"，经过一两个月时间的坚持，不但小腹趋于平坦，走路的姿势也会变得更加潇洒。

7. 易患肺病的乾卦人养生之道

乾卦在《易经》中为八卦之首，象征纯粹的阳和健，代表兴盛强健。如《易经·说卦》所说"乾为天，为玉为金"，"乾，健也"。

乾卦人就代表了一种阴阳平和的状态。乾卦代表的部位除了头还有胸肺和大肠，所以乾卦人的胸廓一般都很发达，头既圆且大。这类型的人多心胸宽广，富有远见，稳重自持，组织力强，有大丈夫气质（乾为父），有领导者的气质（乾为君）。此型人多宽额聪慧，有大将风度，胸宇广阔如天空。我们过去说一些孩子头型真好，一看就很有活力、很健康；说谁胸廓发达，骨骼好就是说这个人在身体方面给人一种能够担重任的印象。

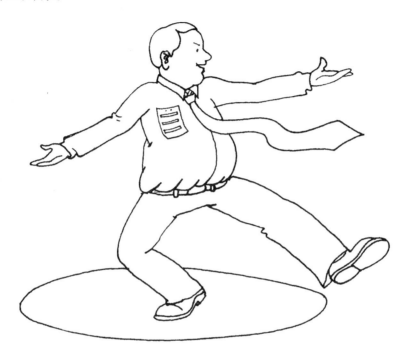

乾卦人

从阴阳学的角度来说，乾卦人的特点就是比较平和，通常他的寿命也偏长。缺点是，这种人往往有虚伪、虚荣心和自尊心过强的一面，甚者唯我独尊，非我莫属，易患焦虑症。

乾卦在五行中代表了"金"，而金属于燥，所以乾卦人容易患肺方面的病，比如肺燥；肺又和大肠相表里，因此也容易得肠燥、便秘，甚至哮喘病、糖尿病。我们观察一下就会发现，乾卦人中患糖尿病的比较多，得气管炎的也比较多，他们爱抽烟、爱喝酒。

乾卦人如何养生呢？乾金之人因为容易患燥热，因此在养生时就要注意多吃一些清凉润肺的食品，比如白萝卜、银耳、藕、白梨、百合、

85

杏仁等等。下面的食谱可以供大家一试：

1. 用白萝卜30克，猪肺300克，放入砂锅内炖至熟烂后，加入各种调味品后食用。可起到化痰止咳、益气润肺的功效。

2. 白梨1个洗干净，切成片状，放入锅中，加入适量清水煮。煮熟时加入蜂蜜调味，即可食用。有清热润肺、帮助化痰的作用。

3. 将10克甜杏仁研成泥状，粳米50克淘洗干净，两味相和加适量水煮开，再用慢火煮烂即成。有润肺、止咳、平喘的功效。

4. 将鲜百合50克，与杏仁10克和粳米50克一同煮粥，可起到润肺止咳，清心安神的功效。

5. 莲藕生吃能清热润肺，熟吃可滋阴补肺。

此外，因为乾卦人还易患便秘，因此就要多吃一些润肠的食物，如木瓜。木瓜属于《易经》中的象意食品，对乾金之人很有益处。

除了用食养之外，这类人平时还要少抽烟、少喝酒，这对解决他们身体中的燥热有很大好处。乾卦人尤其要注意秋天的养生，因为秋天比较燥，外燥引动内燥，如果再抽烟喝酒，不吃凉润的东西就容易得病。

【健康提示】

俗话说"笑一笑，十年少"，而且笑对肺也特别有益。笑时胸肌伸展，胸廓扩张，肺活量增大，调节人体气机的升降，可以消除疲劳，解除胸闷，恢复体力。

1. 微笑，可使肺气布散全身，使面部、胸部及四肢肌群得到充分放松。

2. 会心之笑，可使肺气下降与肾气相通，收到强肾之功。

3. 开怀大笑，可使肺吸入足量的清气，呼出废气，加快血液循环，达到心肺气血调和的作用。

8. 忧悲伤肺，喜胜忧悲

忧为肺志，忧悲最伤肺。古代医家对忧愁的患者仔细观察分析后发现，肺是表达人的忧愁、悲伤的情志活动的主要器官。人在极度忧伤时，会痛哭流涕，这主要是因为肺开窍于鼻，肺主气，为声音之总司。忧愁悲伤、哭泣过多会导致声音嘶哑、呼吸急促等。肺主皮毛，所以悲忧伤肺，还可表现在某些精神因素所致的皮肤病上，情绪抑郁，忧愁悲伤可以导致荨麻疹、斑秃、牛皮癣等。

我国古典名著《红楼梦》里的林黛玉，性情孤僻，多愁善感，稍有不适，就暗自哭泣流泪，最后忧伤而死。宋代著名诗人陆游与他表妹唐婉的故事，也说明了忧郁过度能杀人的道理。过忧还会导致抑郁症、消化性溃疡、月经不调、不孕症、阳痿、癌症、消渴、脱发、头发早白、失眠、神经衰弱、精神病、神经官能症等多种疾患。

我也曾遇见过"忧悲伤肺"的案例：有一个男孩子喜欢上了一个女孩，他们家里不同意，他每天都很悲伤，然后就病了，咳嗽，甚至吐血。这种就是典型的悲伤过度而伤了肺。

怎么办呢？《易经》认为，火克金，心属火，肺属金，心火自然克肺金，所以喜胜悲。上面那个案例中，只要家里人随了他的愿，让他和那女孩子结婚这个病也就好了。

当一个人忧愁的时候，要保持心态开朗、开阔胸襟。我们可以利用良性的心理暗示，以期让别人或让自己的心态变得越来越好。下面的故事就是一个很好的借鉴：

有一位年轻的先生患有严重失眠，治了很多年也没有痊愈。有一次，他偶然遇到一个年轻漂亮的女医生。这位女医生给他一片安眠药，说：试试吧。那一夜，他终于沉沉睡去。在接下来的两年里，他每天从医生那里得到一片安眠药，然后酣睡一夜。终于，他变成了一个快乐、健康的人，不再需要医生给他安眠药——他需要她做他的伴侣。

新婚的那天晚上，她告诉他：她两年来给他的所有安眠药片，除了第一天的那一片外，其他的全是最普通不过的维生素。

整整两年里，她每天用手术刀把维生素片的文字削平，再刻上安眠药的字样。虽然她的手灵巧得足以缝合最细微的血管，但是把同一件事持续700多次——这里面就包含了某种伟大。当她用她的欺骗成全了他的健康，伟大就变成了爱情。

这是一个很动人也很完美的爱情故事。当然，故事里除了爱情之外，还有些其他的东西。那就是心理暗示。维生素能起到和安眠药同等的作用，这得归功于良性的心理暗示。

在各种困境中，只要我们善于运用积极、肯定、明确的词语暗示自己或他人，就能取得积极暗示的效果，让自己或他人不在忧心忡忡。

【健康提示】

有学者研究发现，抬起头走路可赶走悲伤情绪。悲观主义者眼睛往下看，他们的大脑工作得更好；乐观主义者向上看时，他们的大脑会转得更快。也就是说，悲观者往下望时，他们容易有抑郁情绪。如果稍微改变一下习惯，将目光稍稍抬高一点，就不会那么悲观地思考问题了。

9. 寅时要号平旦脉，测测身体亚健康

寅时也是号脉最准的时候，这就是中医所说的号平旦脉，此时正处于天地阴阳平衡之时，号脉是最准确的。清代太医吴谦负责编修的一部医学教科书《医宗金鉴·四诊心法要诀下》中就说过："凡诊病脉，平旦为准，虚静宁神，调息细审。"当然我们用不着那么早，刚刚醒来以后，把脉也是可以的。你的脉若老处在紧张状态，或是绷得太紧太快，就表明你已经出现亚健康问题了，也表明你的心脏超负荷了。属于心理的要调整心理，属于生理的要调整生理，属于病理的要调整病理，属于工作关系、人事关系也都要调整。

所以，希望大家自己学会号自己的脉。号脉并不是什么特别难的

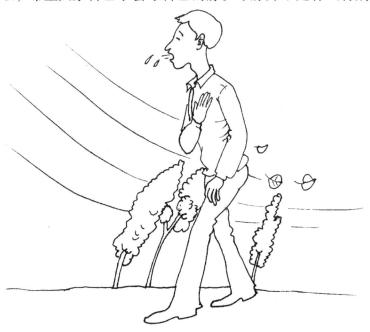

89

事，最起码知道我们的脉是不是特别快，是不是特别紧，绷得太紧，是不是特别硬，是不是特别慢，或者不齐。如果发现这些情况，就要养生，还要看医生，否则会发展为病理疲劳。号脉怎么号呢？你看，在手的腕关节这儿有一条横线，横线旁边有一个小骨头高起一点，中指就放在小高骨头下边，食指就贴着横线，旁边放无名指。你就可以看看，你的脉是不是太紧、太硬、太快、太慢和不齐。可以根据脉硬不硬推测身体的状况。脉硬呢，40岁以上的人要考虑是否得了高血压；二三十岁的如果脉紧，可能是工作压力太大，还可能是有焦虑症。又紧又硬的脉叫做弦脉，如果是弦脉就要考虑你是否有高血脂、动脉硬化了。

早晨起床的时候。中老年人如果发现自己的脖子发硬，颈项僵直，那么赶快看看脉，硬又紧，得赶快量血压，或者看医生。另外，晚上睡觉前，还有中午起床以后。这三个时候看脉最清楚，尤其是早上。

现在很多精英四五十岁就猝死。为什么？脉偏紧偏快，心脏长期处于紧张状态而没有喘口气的时候，包括心理方面不能调整。所以，亚健康是生理疲劳加心理疲劳，再加上最后发展为病理疲劳。要解决亚健康问题，让脉搏不发紧、不增快。最有效的办法就是协调好慢养生和静养生。

杨教授在线养生问答

问：我今年四十多岁了，这么多年也一直是碌碌无力，很多人说我做事缺乏魄力、担不起大事。有老中医说我是肺气不足，导致的肺气虚。那有没有养生方法呢？

答：《黄帝内经》说"肺藏魄"。魄，代表着一种势不可挡的力量。如果真是肺气虚所致，平时就要多补补肺。肺补好了，就会有魄力了。

肺气虚常表现为喘咳气短，声音低怯，自汗畏风，容易感冒，面白神疲，舌肿质淡苔白，脉虚弱等。肺气虚的人可选用生晒参10克，核桃仁50克，生姜15克，大枣10枚水煎饮用一日一剂。或用人参10克煎水服，同时吃生姜、大枣、核桃仁，一日一剂。经常服用，很用益处。

当然，魄力不足，也不就意味着可以乱补肺气。凡事皆有利弊，应根据五行平衡的原则，补弱抑强，肺气不足时加以滋补；肺气太旺盛时要加以疏导，以免多余的能量损害了其他脏器。

问：生活中，我们会遇到这样的情况，即言语谈笑过久或高声谈笑之后，为什么总会出现口干舌燥、精力不济的感觉呢？

答：肺主一身之气，而言谈无节则会伤津耗气，损害人体健康。因此，"省言"（即少说）可养肺气。历代养生家大都主张节言少语，并以此促进健康长寿。《论语·乡党》中说："食不言，寝不言。"《千金翼方·道林养性》中也说："不得寝卧多言笑，言则五脏如钟磬，不悬则不可发声；行不得语，行语则令人失气。"可见，省言少说可养肺气。

附录3

【肺经的行经路线】

手太阴肺经，起于中府穴、止于少商穴，左右各11穴。本经循行路线为：

手太阴肺经起于中脘部，下行至脐（水分穴）附近络于大肠，复返向上沿着胃的上口，穿过横膈膜，直属于肺，上至气管、喉咙，沿锁骨横行至腋下（中府、云门二穴），沿着上肢内侧前缘下行，至肘中，沿前臂内侧桡骨边缘进入寸口，经大鱼际部，至拇指桡侧尖端（少商穴）。

它有一分支：从腕后（列缺穴）分出，前行至食指桡侧尖端（商阳穴），与手阳明大肠经相接。

【手太阴肺经图】

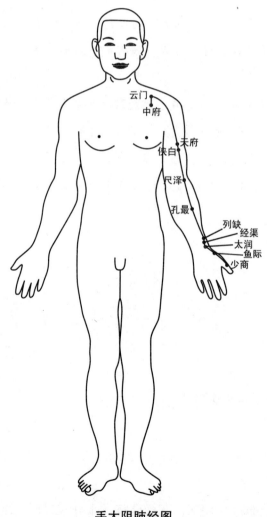

手太阴肺经图

【肺经预防和主治病症】

1. 呼吸系统疾病：各种急慢性气管炎、支气管炎、哮喘、咳嗽、胸痛。

2. 五官疾病：急慢性扁桃体炎、急慢性咽炎、咽痛、鼻炎、流鼻血。

3. 其他疾病：经脉所过的关节屈伸障碍、肌肉疼。

【肺经的常用穴位举例】

经络	穴名	位置	主治
手太阴肺经	中府穴	胸前壁外上方，当锁骨下缘，前正中线旁开6寸，云门下1寸，平第一肋间隙处	咳嗽，哮喘，胸闷，胸膜炎，肩背痛，腹胀，喉痹
	云门穴	在胸前壁外上部，肩胛骨喙突上方，距前正中线旁开6寸，当锁骨外端下缘凹陷中	咳嗽，气喘，胸痛，胸中烦热，肩痛，心绞痛，支气管炎，肺结核
	天府穴	在臂内侧，肱二头肌桡侧缘，腋前纹头下3寸处	胸痛，咳嗽，哮喘，鼻出血，心悸，胸痛，甲状腺肿，上臂内侧痛
	尺泽穴	肘横纹上，肱二头肌腱桡侧凹陷处	感冒，肘臂挛痛，咳嗽，胸胁胀满，咽喉肿痛，咯血，胸膜炎，乳腺炎

经络	穴名	位置	主治
手太阴肺经	鱼际穴	在手拇指本节（第1掌指关节）后凹陷处，约当第1掌骨中点桡侧，赤白肉际处	感冒，咳嗽，哮喘，咯血，咽喉肿痛，失声，肝炎，乳腺炎，神经功能症
	少商穴	拇指桡侧指甲角旁约0.1寸	咽喉肿痛，鼻衄，咳嗽，发热，昏迷，癫狂

【手太阴肺经穴歌】

手太阴肺十一穴，中府云门天府诀，
侠白尺泽孔最存，列缺经渠太渊涉，
鱼际少商如韭叶，左右二十二孔穴。

【手太阴肺经经穴分寸歌】

太阴中府三肋间，上行云门寸六许。
云在璇玑旁六寸，大肠巨骨下二骨。
天府腋三动脉求，夹白肘上五寸主。
尺泽肘中约纹是，孔最腕侧七寸拟。
列缺腕上一寸半，经渠寸口陷中取。
太渊掌后横纹头，鱼际节后散脉里。
少商大指内侧端，鼻衄喉痹刺可已。

第五章 卯时对应大肠经

——空腹喝水，排夜浊气

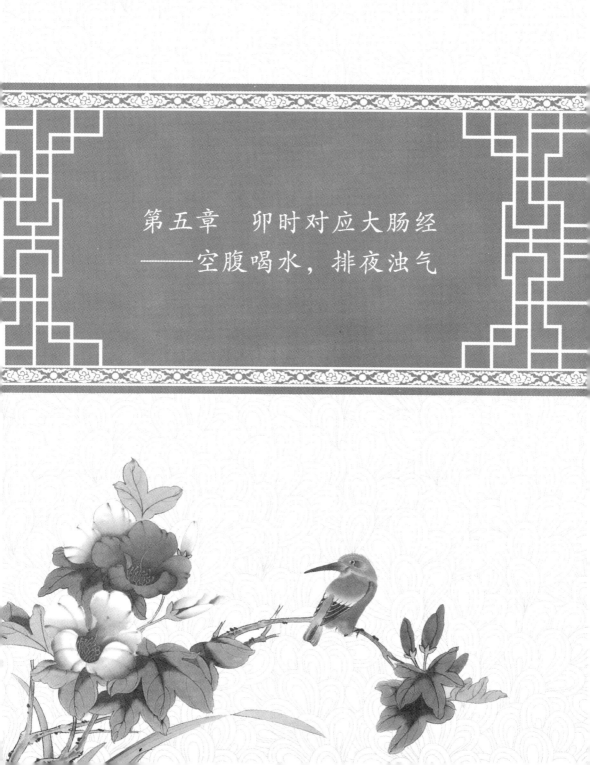

【卯时】又称日出，又名日始、破晓、旭日，是早上5点整至上午7点整。此时是十二时辰的第四个时辰。此时是兔子出洞觅食的时候。

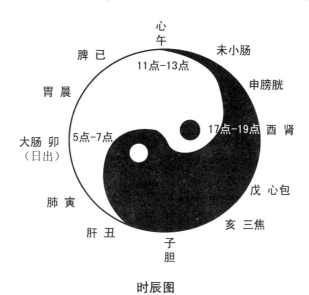

时辰图

【对应经络】手阳明大肠经，每日卯时周身气血俱注于大肠。本经络属大肠，络肺，与胃经有直接联系。

【养生重点】空腹喝水，排夜浊气

卯时太阳初升，阳气已多过阴气，是大肠经当令之时。《素问·灵兰秘典》中说："大肠者，传导之官，变化出焉。"由此可知，大肠这位"传导之官"在人体有传化和疏导的作用：一方面，大肠上接小肠，接受小肠的食物残渣，吸收其中多余的水分，形成粪便，在大肠之气的运动下，将粪便传至大肠末端，并经肛门有节制的排出体外；另外一方面，大肠还起着主津的作用，即大肠通过吸收水分，参与调节体内的水液代谢。在这位传导之官值班的时候，我们最应该做的就是排便，将一夜的浊气排出。

排便是大肠功能的最直接表现。我们在起床后可以先在空腹状态下喝一杯温开水，然后去卫生间把前一天积攒下来的废物都排出体外。此外晨起一杯水，还可稀释血液，有防止血栓形成的作用。

1. 卯时小动作，唤醒大健康

杨力讲一日顺时养生法

——教你科学使用一天二十四小时

对于班族来说，每天卯时起床的确是一件很痛苦的事。起床后脑袋还是昏昏沉沉，弄不好会影响一天的情绪。可是为了工作、为了生活，还得奔波啊！谁不想每天都是在暖暖的阳光下醒来，昨天的疲劳像晨雾一样消失，然后神清气爽地出门……那该怎么办呢？卯时起来后做一些体操，就可以帮助你睁开眼睛，神采奕奕地去迎接新的一天。

（1）用背部伸展运动来热身

让背部、脖子伸展，将睡眠中的身体切换成活动状态。因为睡眠中的肌肉是松弛的，所以起床时身体特别柔软，但是背部在睡眠中受到压迫，所以背部反而是僵硬的。可是活动身体的中枢神经在脖子及背部，如果不松弛背部，改善血液循环，身体的活动神经很难醒过来。而且，神经是从脊椎一直延伸到全身，出口就受压迫，当然会让身体的活动力变差。

这时候在床上就可以做背部伸展运动，马上就能派上用场。伸展背部肌肉，促进血液循环，并配合呼吸，吸入大量氧气，就能让身体做好活动的准备。

（2）有意识呼吸让身体进入积极状态

呼吸分为无意识呼吸和有意识呼吸，应用有意识呼吸控制自律神经。和运动一样，有意识地让呼吸的节奏加快，就会渐渐加快心跳，让身体进入活动的状态。

（3）全身伸展唤醒全身肌肉

起床后全身伸展的动作可以让肌肉醒来。伸展体操也可以柔软肌腱、韧带、关节、活动神经系统。肌肉中有神经细胞，如果不伸展肌肉，神经的传达也会比较迟缓。特别是睡眠时，身体长时间保持同一个姿势。所以，全身的伸展动作是非常必要的。

就是这样几个简单的运动，让身体一整天都精神。我向身边的几位上班的朋友介绍了这几个动作，他们坚持了一段时间后，都是觉得非常好。

当然，你如果再配合以下几个小动作，那么美好的一天在等着你的到来！

（1）搓脸

早晨睁开睡眼之后，用手搓搓脸，对人的健康是有一定益处的。具体方法是先用双手中指同时揉搓两个鼻孔旁的迎香穴数次。然后上行搓到额头，再向两侧分开，沿着两颊下行搓到颊尖汇合。如此反复搓脸20次。这个动作能促进面部血液循环，增加面部肌肤抗风寒能力，醒脑和预防感冒之功。

（2）弹脑

坐在床上，两个手掌心分别按紧两侧耳朵。用食指、中指和无名指轻弹后脑壳，每日早晨弹3次到四次，能解疲劳、防头晕、强听力、治耳鸣。

（3）挺腹

平卧、双腿伸直，作腹式呼吸。吸气时，腹部有力地向上挺起，呼气时松下，反复10多次。这个动作有增强腹肌弹性和力量，预防腹壁肌肉松弛、脂肪积聚腹内，促进肠胃消化吸收的作用。

（4）拱身

趴在床上，撑开双手，伸直合拢双腿，翘起臀部，用力拱腰，放下高翘的臀部，如此反复10多次。这个动作有锻炼腰背、四肢的肌肉和关节，促进全身气血流畅，防治腰酸背痛的作用。

【健康提示】

通过大便的颜色，可判断身体有无疾病：

1. 大便信号最要留意的是血便，40岁以上如出现血便伴有大便细及大便习惯改变，当警惕直肠癌，要立即就医，区分是痔疮还是癌，切忌以痔疮自慰。

2. 如果粪便的颜色是陶土色或灰白色，可能是得了肠道梗阻。

3. 如果粪便是柏油样黑色，可能是上消化道有出血，或者服了药用炭、铁剂等药物。

4. 如果大便颜色呈深绿色如海水样，仔细观察内有白色半透明的伪膜，气味腥臭，此为金黄色葡萄球菌引起的肠炎，常易发生在手术后，或见于老年患者。

2. 卯时空腹喝水是健康的水、快乐的水

从人体的经络运行来看，《黄帝内经》记载，早上5点～9点，是走到大肠经与胃经。如果我们在这段时间内空腹喝水，可以使肠胃苏醒、有助于清除宿便。具体来说，主要有以下几点：

（1）补充水分

一个健康人经过一夜睡眠休息后，从尿、皮肤蒸发和呼吸中消耗了约400毫升的水分，早晨起床后就会处于一种生理性缺水的状态。晨起喝水可以补充身体代谢失去的水分。此时，胃肠正处于空乏状态，水会直接从消化管道中流通，很快被身体吸收，并渗透至细胞组织内，使血

液循环恢复正常。

（2）洗涤肠胃

早上起床后胃肠已经排空，这时喝一大杯水可以洗涤清洁肠胃：冲淡胃酸，使胃肠保持最佳的状态；冲洗肠里的绒毛，活泼绒毛机能。而人体内的大肠差不多有8公尺长，负责吸收营养的功能。如果大肠被冲洗干净，一天所吃的三餐便可充分被吸收，增强消化功能。此外，一些人起床时不感到饿，不想吃东西。空腹喝一杯水就会使趋于睡眠状态的副交感神经兴奋起来。

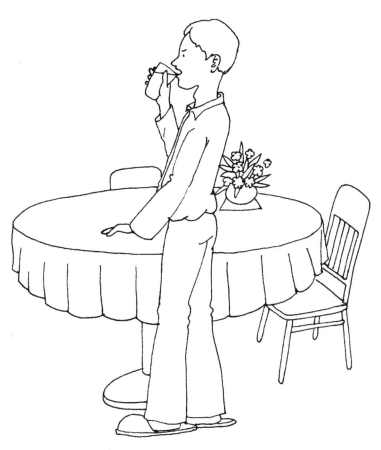

（3）降低血稠

睡后缺水使人体血液黏度比较高，微循环淤滞。所以，早晨起来时脑梗死与心肌梗死这些疾病发病比较高。这时喝一杯水会很快被肠黏膜吸收进入血液，可有效地增加血溶量，稀释血液，降低血液稠度，促进血液循环，预防心脏血管疾病的发生。

（4）排出毒素

人体经过一夜的代谢之后，产生的垃圾需要洗刷，推动这个洗刷过程的外力就是清澈的一杯水。排泄这杯水的代谢过程就是现代人所关注的排毒。把身体的废弃物排出去之后，摄取的食物、吸收的营养素就净化了。

（5）防治便秘

有便秘的人这样做就可以帮助你减轻便秘。因为大肠在此时精气开始旺盛，大肠一鼓动，再加上你的水的帮助，大便就下来了。

（6）美容养颜

早上起床后补水，让水分迅速输送至全身，有助于血液循环，增强肝脏的排泄功能，促进新陈代谢，让皮肤有水灵灵的滋润。

（7）清醒头脑

空腹喝水后，大脑迅速恢复清醒状态，让人神清气爽，从而提高肌体的抗病能力。

晨起一杯水益处颇多，但是如何健康喝，还是要掌握一些方法的。

1. 晨起一杯水以温水为宜。水过热，不仅会对口腔黏膜、食道、肠胃等部位造成伤害，时间长了，还能引起消化系统的各种病变；水过凉，会影响肠胃的消化功能，引起肠胃痉挛甚至还会加重肠胃的消化负担。因此，早晨空腹时最好是喝温开水，患有便秘者可在水里加适量蜂蜜，效果会更好。

2. 晨起一杯水忌水喝得过猛过快。早晨起床后，人身体的很多部位还都暂时处于静止状态。此时，切忌因早上时间紧张，而将水一饮了之，对肠胃搞突然"袭击"，使消化系统受刺激。正确的方法应该是先喝一口温开水，慢慢地咽下，然后稍微停顿一两分钟，让还处于静止状态中的肠胃有个适应过程，最后再慢慢将水喝下。

3. 晨起一杯水忌过多过量。早晨空腹喝水，水量应掌握在 300 毫升至 500 毫升之间为宜，过少起不到作用，过多会伤害身体。

【健康提示】

生活中，有不少人认为喝淡盐水有利于身体健康，于是晨起就喝淡盐水。这种认识却是错误的。

很多专家研究认为，人在整夜睡眠中未饮滴水，然而呼吸、排汗、泌尿却仍在进行中，这些生理活动要消耗损失许多水分。早晨起床如饮些白开水，可很快使血液得到稀释，纠正夜间的高渗性脱水。而喝盐水则反而会加重高渗性脱水，令人更加口干。何况，早晨是人体血压升高的第一个高峰，喝盐水会使血压更高。血压升高的结果可能还不至于造成高血压，但对于高血压患者，则可能是雪上加霜，导致病情波动。

通常，晨起是一天中血黏稠度最高的时候，血压也达到第一个高峰。对心脏病患者来说，清晨是病情波动最危险的时期。因此，任何促使血压升高的因素，如饮用淡盐水等都应尽量避免，高血压患者尤应注意。

3. 欲得长生，肠中常清

古代养生家对保持大便通畅，以求延年益寿颇为重视。汉代王充在《论衡》中就指出："欲得长生，肠中常清；欲得不死，肠中无滓。"道学文化也有一门保健功法，称之为"倒仓法"，就是讲究每日通大便，或多通大便，以求长寿。

大便是人体中可以看得见的垃圾。汉代大医学家张仲景在其医着中将长时间留在人体内的大便称为"宿食"，并指出其许多并发症。现代医学研究表明，粪便长时间积存肠中会产生亚硝基化合物、甲基吲哚、苯并芘等毒物，严重危害人体健康。

只要超过 48 小时不排大便，就表明可能患有便秘。我接触过一位 30 岁女性患者，她主诉自己有一段时间总是感觉消化不好、便秘，有时还有口气。吃的食物好像不消化，也排不出来。最近还是爱发火，晚上也睡不好。这可把她愁坏了。其实她这就是便秘惹的祸。

经常便秘的人，由于肠内粪便发酵后易产生有害气体，促使静脉回流受阻，便会出现食欲减退、舌苔厚腻、口苦口臭、恶心腹胀、头晕乏力、烦躁易怒、失眠等症状。长期便秘，不仅可引起或加重痔疮、肛裂、脱肛等疾患，还可诱发高血压、心肌梗死、脑中风和肠癌等病症。因此，如何解决便秘问题的确是一件大事。

身边很多便秘的朋友向我求教防治便秘的办法，其实要预防一些轻度便秘也很简单，关键是你得有一颗耐心，再配合一些方法，自然迎刃而解。

1. 思想重视。每天不管多忙，大便是大事，要养成卯时如厕的习惯。

2. 注重饮水。每天饮水不得少于 6～8 杯（约 1500 毫升），夏季酌增。

3. 选择饮食。除了食用多纤维食物如菠菜、芹菜、蒿菜以外，还应多食富含胶质纤维性质的食物，如西红柿、南瓜、胡萝卜、红薯、芋头、木耳、银耳、香蕉、木瓜等。也可吃些果仁类食品，如杏仁，葵花子，鲜桃仁。关于鲜桃仁的吃法，是取新鲜桃仁两个捣碎，用蜂蜜泡一下以后再吃，可以润肠通便。

杨力讲一日顺时养生法
——教你科学使用一天二十四小时

4. 增强运动。一些体育运动，如俯卧撑、转腰揉腹等，有利于增强腹肌，促进肠道蠕动，加速粪便排出。但无论何种运动都需要长期坚持。

5. 按摩。饭后 2 小时后，或睡前、晨起前，以双手交叠在一起，以手心用力向肚脐部位压下，向左、右方向各旋转揉按 30 ~ 50 次。注意！手心位置应固定，不要随意移动。

值得一提的是，在便秘期间，不要擅自乱用泻药。

【健康提示】

要保养好我们的大肠，还要让大肠有个好情绪。一个人的情绪好坏，如紧张、焦虑、压抑、恼怒、忧愁等不良情绪，都会导致胃肠道生理功能发生紊乱，引起肠道内微生态环境失衡。因此，要想肠道好，先来平衡一下自己的情绪吧！

4. 拉稀根由在这里，附子理中来救急

大肠经有一个很重要的功能就是"主津"，《灵枢·经脉》说："手阳明大肠经脉，……是主津所生病者。""津"指的是往外渗透的力量。便秘和拉稀都涉及到一个"主津所生病"的问题。

便秘的现象是肺气过实，津的力量过强，把里面的液都渗透出去了，那么就会形成便秘。但若津的力量特别弱时，就会拉稀。所以一般中医治疗便秘和拉稀都是从"津"的功能着手。前面我们说了便秘的问题，现在我们就讨论一下拉稀的问题。

拉稀就是我们说的腹泻。俗话说"好汉架不住三泡稀"，但事实

上，腹泻与排便的并无直接关系。如何定义腹泻呢？我们说只要大便呈泥状或水状，就是腹泻；一天上多次厕所，若大便有形，就不能称为腹泻。

腹泻有很多种，中医论腹泻是要辨证论治的。比如说，因吃坏肚子而致的急性腹痛、腹泻；还有，就是一到卯时就拉稀的"五更泻"。这里我们重点说一说"五更泻"。

《易经》认为，在卯时和酉时这两个时辰，按理来说，是阴阳平衡的时候，应该没有什么大问题，但是有阳虚病人和阴虚的病人，这两个时候就容易出问题。

我曾遇到过这样一个案例：一个人找我来看病，他面黄肌瘦，说拉肚子，断断续续的有半年了。我问他："你什么时候拉，几点钟，是不是每天天刚亮你都是要拉肚？"他说："是，就是每天早不拉晚不拉，天刚刚亮的时候就拉肚子。"于是我给他的诊断是"五更泻"。卯时的时候会拉肚子，这是阳虚的表现。我给这个病人开了一副附子理中汤，吃了以后就好了。

为什么会这样呢？因为卯时是天刚亮的时候，本来应该是阴阳平衡的，但是这个病人阳虚，这时阳不能跟阴平衡，所以卯时的时候他的阳虚就表现出来了，就会拉肚子。这叫"五更泻"，也叫"晨泄"。致病原因主要是肾阳虚，命火不足，不能温养脾胃，所以也叫"肾泄"。

上面，我为他开的药把他的阳补上来了，阳和阴平衡了，他就不拉肚子了。而且我给他开的这副药附片用得很重。因为附片这个药，是我们中医养阳气的冠军。附子生长在高寒山区，因此它具备有抗寒的能力，有温正阳气的能力，温正阳气就能抗寒，这味药可以说，凡是阳虚的人吃下去，效果一定是最好。

但要注意的是，附子有毒，怎么办呢？你在煎药时，要先煎这味药。我们去正规药店买药时，附子这药也是单独装包的。买回来，把它先煮一个小时，煮到用筷子一夹就烂，一尝不麻，这时就没毒了。这时再加入其他药方，一起煮二三十分钟就可以喝了。如果附子药量在 10 克以内，就煮一个小时，而如果是 30 克以上，则一定要在开水里先煎两个小时以上，才能放其他的药。

对于容易"五更泻"的人来说，平时饮食上还要适当补充改善畏寒体质的食物，如羊肉、狗肉、鹅肉、鸽肉、虾、枸杞、韭菜、羊肾、核桃、黑豆、栗子。与此同时，煲汤时适当放一点胡椒、炒菜稍微放点辣椒和生姜，这都有利驱寒保暖。

【健康提示】

一个人的大便形状，可反映出他的身体状况：

1. 大便稀薄如水样，无里急后重感，往往是急性肠胃炎的表现。

2. 柏油样的大便常常是由于食道、胃、十二指肠、小肠的大量出血；另外小肠溃疡、癌肿等有时也会出现柏油样便型。

3. 大便坚硬成团，如羊屎样，为干结性粪便，多由于偏食，吃蔬果过少，或饮水不足所致。老年人阴津亏虚，大肠失于滋润，常可出现大便干结。

4. 大便稀溶不化，常为慢性结肠炎的表现。中医认为，过食生冷坚硬或油腻滑肠之品，易损伤脾胃而致大便持软不化。另有"五更泻"者，每于黎明五更时上厕，泻下稀溏，是由于脾肾阳虚所致。

5. 大便形状扁平或变细，说明直肠狭窄；如大便一例有沟槽，则提示直肠或肛门有赘生物。这些改变常见于直肠癌、直肠息肉。

6. 大便溏软而油腻，表面有一层泡沫，提示脂肪消化不良，可见于胰腺病变，或肠功能紊乱、消化吸收不良的患者。

5. 人见人爱的大肠经穴位

手阳明大肠经在十二经中有养阳、生津、通腑等独特的作用。如果一个人的大肠经发生病变，主要表现为齿痛，颈肿，目黄，口干，鼻出血，肩臂疼痛等症。

大肠经上的穴位怎样治病呢？

（1）合谷穴——养头面要穴

合谷穴位于手背上第一、二掌骨间，第二掌骨桡侧的中点处。它有什么功用呢？《四总穴歌》里的所说"面口合谷收"，指的刺激大肠经上的合谷穴可以治面口上的病。我们知道大肠经上有一支脉经过下牙龈，下牙疼时可以按合谷穴 5 分钟，疼痛会减轻。如果患牙龈炎，并且持续时间较长，反复发作，经常按压合谷穴也能收到意想不到的效果。当有上齿疼痛的症状时，可取胃经的内庭穴。

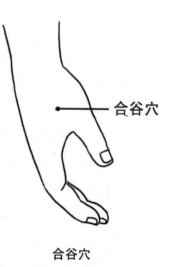

合谷穴

合谷穴

此外，合谷穴还是一个急救穴。如果因中暑、中风、虚脱等导致晕厥时，病人突然晕倒。此时可用拇指掐捏患者的合谷穴，持续 2~3 分钟，晕厥一般可缓解。如果同时用指尖掐按人中穴，醒脑回苏的效果更好。

（2）商阳穴——强精壮阳奇穴

此穴位于食指尖端桡侧指甲旁。每天早晚用手指捏弄食指的商阳

108

穴，每次2~3分钟即可。对于男性朋友来说，经常刺激此穴，可以强精壮阳，保持充沛的性热情，推迟性衰老，防止阳痿等病发生。

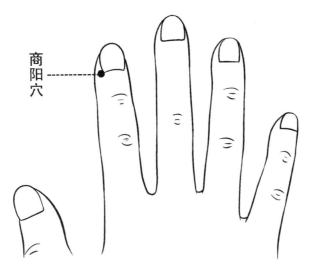

商阳穴

（3）迎香穴——伤风感冒要穴

此穴位于鼻翼旁开约1厘米皱纹中（在鼻翼外缘中点旁，当鼻唇沟中）。按摩迎香穴不仅可防止鼻炎的复发，还可以预防伤风感冒，还有为鼻子美容的效果。用双食指尖揉动鼻孔两侧的迎香穴，共揉动200下。搓揉的手法不可过于轻柔，以能忍受为宜。

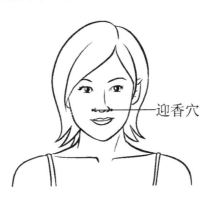

迎香穴

（4）曲池穴——治臂痛的要穴

屈肘成直角，肘横纹外端凹陷中便是此穴。此穴是一切外感病均可应用的穴位，具有很好的清热泻火作用。每次可点按 1 分钟。但需要大家注意的是，按摩此穴容易造成流产，因此孕妇应禁用。

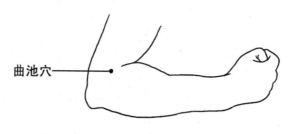

曲池穴

（5）扶突穴——治咽痛奇穴

此穴位于人体的颈外侧部，结喉旁，当胸锁乳突肌前、后缘之间。按摩扶突穴可以治慢性咽炎。方法：两眼平视，左手拇指与食指呈半握形，按摩扶突穴。这时头颈也要运动，可先向左后方转，然后还原，再向右后方转，还原，反复进行 8～10 次。

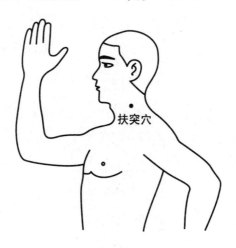

扶突穴

【健康提示】

对于爱美的女性朋友来说，上臂外侧的赘肉很不容易去除，恰好这里是大肠经管辖的区域，可沿着它的行动路线，沿着手臂外侧中线一直拍打到肩膀，反复做5遍。

6. 老年人更要警惕卯时生理异常

许多老年性疾病在清晨卯时常表现出特有的症状，老年人如能了解这些症状，可以早期发现一些疾病，配合治疗。

（1）早醒

有些老年人在早晨四五点钟即从睡梦中醒来，睡醒后疲乏无力，且醒后心情一点也不轻松，反而郁闷不快。临床观察，早醒失眠主要见于各类抑郁症和精神心理障碍病人，尤其抑郁症患者多见。对于这种情况，除了必要的药物治疗外，关键就是要保持心情愉快，远离抑郁。

（2）头晕

如果晨起头脑昏沉沉的，或者有头晕症状，提示患者有颈椎骨质增生、血黏度增高等疾病。出现这种情况后，应及时到医院进行检查。

（3）浮肿

如果老年人在清晨醒后，头面部有明显浮肿，特别是眼睑浮肿，提示患者有肾病或心脏病。我曾遇见过一位50岁左右的老患者，刚开始他感觉自己的面部不舒服，第二天晨起后发现自己的眼睑全都浮肿了。

他以为前一天晚上没有睡好觉，身体其他部位也没有感觉到什么不舒服，他也就没在意。过两三天后，他的眼睑浮肿就消退了，但是过了几天眼睑又浮肿起来。总之，反反复复了很长一段时间，而且他感觉身体没有力气，腹部、小腿也开始出现浮肿，而且胸闷、昏睡，后来到医院一检查才发现是急性肾炎。

（4）晨僵

晨僵是指清晨醒后，感觉全身关节、肌肉僵硬，活动受限。在活动后，关节和肌肉才逐渐伸展开来。一般来说，老年人如果有明显的晨僵，且全身关节活动不灵活，说明患有类风湿、风湿、骨质增生等疾病，一些有过敏疾病的患者，如多形红斑、皮肌炎、硬皮病等，也会出现明显的晨僵现象。

（5）饥饿感

有些老年人在凌晨四五点钟醒来后感到饥饿难忍，心慌不适，还伴有疲惫无力，如果吃一些食物后，症状可以有所缓解。但仍可有口干舌燥，想喝水的念头，这些症状在吃早饭后逐渐消失。这提示患者可能患有糖尿病。如果已知道自己是糖尿病患者，凌晨出现上述症状，说明服药方法和用药剂量不妥。

如果经常出现以上情况，最好及时就诊，切莫耽误！

【健康提示】

一般来说，我们在卯时起床就比较好，不能赖床。大家都知道，适当的睡眠可消除身体疲劳，对健康有益。但如果睡眠时间过长的话，不仅消除不了疲劳，还会像暴饮暴食一样给身体带来许多害处。

如果长时间睡眠，就会破坏心脏休息和运动的规律，心脏一歇再歇，最终使心脏收缩乏力，稍一活动便心跳不一、心慌乏力、疲惫不堪，最终形成恶性循环，导致身体虚弱。再者，赖床不起，而身体此时是腹内空空，已出现明显的饥饿感，胃肠道准备接纳、消化食物，分泌各种消化液。这时如赖床不起，势必打乱胃肠功能的规律，时间一长，胃肠黏膜将遭到损害，容易诱发胃炎、溃疡及消化不良等疾病。

因此，在早上，人的睡眠时间不宜过长。一般情况下，成年人一天睡七八个小时也就够了。早晨起床后，可以散散步，慢跑一下，做做操等，舒活一下筋骨，促进身体的血液循环，吸进新鲜氧气，从而振奋人的精神。这才是好的养生之道。

7. 晨起10分钟，养生有奇功

很多人在卯时左右多起床了，醒来后最好先闭目养神，然后在床上慢慢做10分钟保健运动，这对预防心脑血管疾病和改善消化系统都有很好的益处。

（1）手指梳头1分钟

头部有很多经络，因此我们说梳头实际上就是在梳经络。我们每天起床后，可用双手手指由前额至后脑勺（膀胱经循行路线），依次梳理；然后再梳侧面（胆经循行路线）。这样可以增强头部的血液循环，增加脑部血流量，可防脑部血管疾病，且使头发变黑且有光泽。

（2）轻揉耳轮1分钟

用双手指轻揉左右耳轮至发热舒适，因耳朵布满全身的穴位，这样做可使经络疏通，尤其对耳鸣、目眩、健忘等症，有防治之功效。

（3）转动眼睛1分钟

眼球可顺时针和逆时针运转，能锻炼眼肌，提神醒目。英国有研究人员还称，一项最新的科学研究显示，左右转动眼球可以有效地提高人们的记忆力。

（4）拇指揉鼻1分钟

经常用双手拇指上下揉鼻部，可预防晨起着凉而引起的鼻塞流涕，防治感冒。

（5）轻叩牙齿和卷舌1分钟

轻叩牙齿和卷舌，可使牙根和牙龈活血并健齿。卷舌可使舌活动自如且增加其灵敏度。

（6）伸屈四肢1分钟

通过伸屈四肢，可以使血液迅速回流到全身，供给心脑系统足够的氧和血，可防急慢性心、脑血管疾病，增强四肢大小关节的灵活性。

（7）轻摩肚脐1分钟

经常用双手掌心交替轻摩肚脐有很好的养生保健作用，这是因为肚脐上下是神阙、关元、气海、丹田、中脘等穴位所在位置，尤其是神阙能预防和治疗中风。轻摩也有提神补气之功效。

（8）收腹提肛1分钟

肛门古称魄门，是肠道的门户，经常锻炼此处有固气升阳、回摄精微之功。提肛便是一种很好的运动。反复收缩，使肛门上提，可增强肛门括约肌收缩力，促使血液循环，预防痔疮的发生。

（9）蹬摩脚心1分钟

仰卧以双足根交替蹬摩脚心，使脚心感到温热。蹬摩脚心后可促使全身血液循环，有活经络、健脾胃、安心神等功效。

杨力讲一日顺时养生法
——教你科学使用一天二十四小时

（10）左右翻身1分钟

在床上轻轻翻身，活动脊柱大关节和腰部肌肉。

【健康提示】

《易经》指出，在大肠实证时，我们可以面向北方，意念调动深蓝色光，想着足心涌泉穴练功，以泻其子水气而泻掉大肠的邪热；在大肠虚证时，可面对西南或东北方，调动黄色光，观想自己的肚脐内部，则能达到补金之母土气，以利生金。

杨教授在线养生问答

问：我一位朋友长了痔疮，有时会有便血症状，他也很痛苦，有没有好办法缓解呢？

答：其实，有痔疮了可以寻求大肠经上的合谷穴来解决。合谷穴不仅可以治面口的病，还可缓解痔疮病情。当痔疮发作、便血的症状时，可以用指尖按摩或搓揉合谷穴，当出现酸胀的感觉时，这表明合谷穴已经开始发挥作用了。

问：有人说大蒜能治腹泻，是这样吗？

答：是的，中医认为，大蒜味辛，性温，有强烈的刺激气味，入药多归脾、胃、肺、大肠经，在防治腹泻方面有特殊功效。

1. 取新鲜大蒜三瓣，加黑醋一小杯，浸泡以后服用，可以止泻。如果是已经拉肚子了，可将蒜瓣捣烂后加醋食用，可以止泻。

2. 新鲜大蒜数瓣，放在炉上烤至松软，趁热吃，连服三天，每天早晚两次，可治肠炎腹泻。

附录 4

【大肠经的行经路线】

手阳明大肠经起于商阳穴、止于迎香穴，左右各 20 穴。本经循行路线为：

手阳明大肠经起自食指桡侧（紧挨着拇指一侧）顶端，沿食指桡侧向上，通过第一、二掌骨（食指拇指延伸到手掌的部分）之间，过两筋（翘起拇指出现的两条明显的肌腱）之间凹陷处，沿上肢外侧前缘，经肘上肩至肩关节前缘，斜向后行至第七颈椎棘突下，然后向下进入锁骨上窝，络肺脏，再向下贯穿隔膜至大肠，属大肠。

它有一分支，从锁骨上窝走向颈部，通过面颊，进入下齿槽，回过来夹口唇两旁，在人中处左右交叉，上夹鼻孔两旁（迎香）。

【手阳明大肠经图】

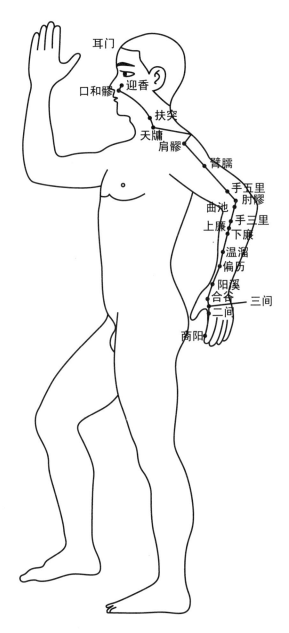

耳门
迎香
口和髎
扶突
天牖
肩髎
臂臑
手五里
肘髎
曲池
手三里
上廉
下廉
温溜
偏历
阳溪
合谷
三间
二间
商阳

手阳明大肠经图

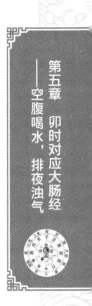
117

【大肠经预防和主治病症】

1. 呼吸道疾病：感冒、支气管炎、发烧、头痛、咳嗽。

2. 头面疾病：头痛、面神经炎、面肌痉挛、面瘫、牙痛、麦粒肿、结膜炎、角膜炎、耳鸣、耳聋、三叉神经痛、鼻炎、鼻塞。

3. 其他疾病：颈椎病、皮肤瘙痒、神经性皮炎、荨麻疹、经脉所过的关节活动障碍。

【大肠经的常用穴位举例】

经络	穴名	位置	主治
手阳明大肠经	商阳穴	在食指末节桡侧，距指甲角0.1寸	咽喉肿痛，口腔炎，牙周炎，牙腮腺炎，高热昏迷
	合谷穴	手背，第一、二掌管之间，约平第二掌骨中点处	头痛，牙痛，发热，喉痛，鼻炎，鼻出血，指挛，臂痛，口眼歪斜，便秘，闭经，神经功能症，精神病，皮肤病，小儿惊风
	曲池穴	在肘横纹外侧端，屈肘，当尺泽与肱骨外上髁连线的中点	发热，牙痛，咽喉肿痛，手臂肿痛，肘痛，高血压，皮肤病，过敏性疾病，月经病
	肩髎穴	肩峰前下方，臂平举时，肩部出现两个凹陷，在前方的凹陷中	肩膀痛，肩关节活动障碍，偏瘫
	迎香穴	鼻翼外缘中点，旁开0.5寸，鼻唇沟中	鼻塞，鼻炎，口眼歪斜

【手阳明大肠经穴歌】

手阳明穴起商阳，二间三间合谷藏，
阳溪偏历温溜长，下廉上廉手三里，
曲池肘髎五里近，臂臑肩髃巨骨当，
天鼎扶突口禾髎，鼻旁五分号迎香。

【手阳明大肠经经穴分寸歌】

商阳食指内侧边，二间寻来本节前。
三间节后陷中取，合谷虎口歧骨间。
阳谿腕中上侧是，偏历腕后三寸安。
温溜腕后去五寸，池下四寸下廉看。
池下三寸上廉中，池下二寸三里逢。
曲池曲肘纹头尽，肘髎上臑外廉近。
大筋中央寻五里，肘上三寸行向里。
臂臑肘上七寸量，肩髃肩端举臂取。
巨骨肩尖端上行，天鼎喉旁四寸拟。
扶突天突旁三寸，禾髎水涛旁五分。
迎香禾髎上一寸，大肠经穴自分明。

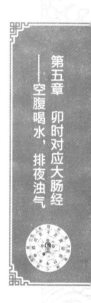

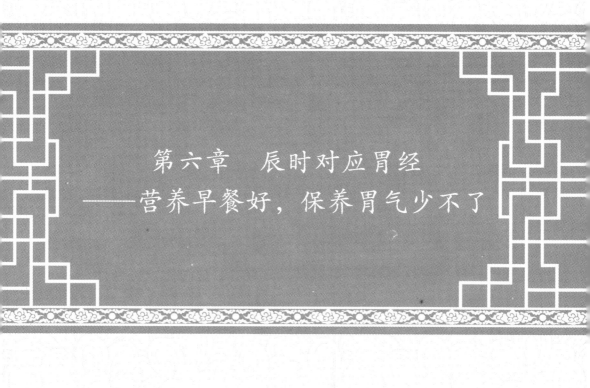

第六章　辰时对应胃经
——营养早餐好，保养胃气少不了

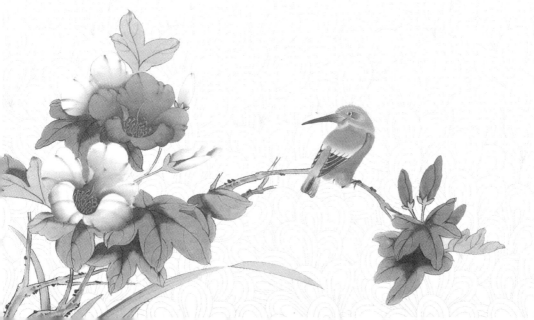

【辰时】又称食时，又名早食，此时是上午7点整至9点整。此时是十二时辰的第五个时辰。是云兴龙显的时候。

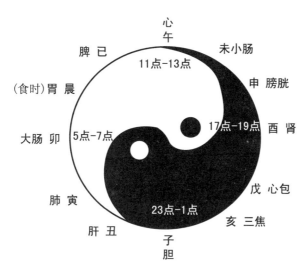

时辰图

【对应经络】足阳明胃经，每日辰时周身气血俱注于胃。本经络属胃，络脾，并与心和小肠有直接联系。

【养生重点】营养早餐好，保养胃气少不了

辰时是胃经值班的时候。胃是机体对食物进行消化吸收的重要脏器，中医"脾胃学说"的创始人李杲指出："人以胃气为本。"即指胃是人体能量的发源地。《素问·五脏别论》也指出："胃者，水谷之海，六腑之源也。"其意思是说，胃是储存饮食的器官，有"水谷之海"的称号，是生成营养物质供给五脏六腑活动的源泉。

辰时养生的关键是最应该吃好早餐，以养护胃气，胃气足才能滋养全身。毫不夸张地说，按时吃早餐胜过日常生活中人们吃的任何补药。现代的年轻人为了多睡上几分钟而省去了早餐，在没有营养补充的情况下进入学习和工作状态。这种习惯是很不好的。如果每天早晨都不给胃提供食物，时间久了，消化道溃疡病就容易找上门。

此外，饭后1个小时循经按摩胃经也是一个不错的选择，这样可以启动人体的消化系统，调节人体的胃肠功能。有兴趣的话不妨每天多做上几次。

1. 胃是后天之本，胃好身体才好

杨力讲一日顺时养生法
——教你科学使用一天二十四小时

中医学认为，胃为后天之根本。胃主受纳，脾主运化；胃气宜降、脾气宜升，脾胃的升降功能主宰了胃肠动力的平衡。

我们知道，人以胃气为本。胃气一般泛指胃的消化功能。《灵枢》说："五脏六腑皆禀气于胃"。可见人以胃气为本。历代医学皆重视保护胃气，所以有"有胃气则生，无胃气则死"的论述。这说明胃气跟肾气是一样重要的，都是生命健康的基础条件。一个是先天之本，一个是后天之根，对我们人来说是一个都不能少。

胃作为后天的根本，是怎样发挥作用的呢？

由于经络中脾、胃的关系非常紧密，这里我们把脾胃合在一起讨论。脾胃的功能是非常重要的，它不但是气血生化之源，也是制造精血的源头，是所有营养的来源，后天生长所需要的一切营养物质都要靠脾胃的运化和吸收功能来完成。

脾胃功能好，吸收营养物质充分，供应到人体各个脏腑器官，血液津液的物质就充足，人体生长就旺盛，生命力自然强大。如果脾胃功能很差，吃啥啥不香，那么各个脏腑，血液都得不到濡养，人又怎么能健康呢？这是个非常明显的道理。所以，脾胃功能的好坏直接关系到头脑、心、肝、肺、肾、气、血、津液、骨骼、肌肉、皮毛的健康。所以我们说，脾胃是后天的根本。

在就诊过程中，我遇到过很多胃病病人。他们往往面色苍白或者萎黄，容颜没有光泽，体态消瘦，似乎风吹下就倒了似的，说话也多半有气无力，精神萎靡不振，浑身上下这儿疼那儿疼，全都不舒服，总给人一种衰弱衰老的印象。这就是由于脾胃功能受损所造成的。

那么，我们平时如何保护脾胃呢？

（1）调理饮食

平时的饮食应选择温软淡素，易于消化的食物；进食时应细嚼慢咽，以减轻胃肠的负担；进食应定时定量，做到少吃多餐，不吃过冷、过烫、过硬、过辣、过粘的食物，更忌暴饮暴食，以适应胃酸分泌的节律性。

（2）运动健养

运动对增强脾胃功能有很好的作用，它能加强胃肠道蠕动，促进消化液的分泌，加强胃肠的消化和吸收功能。可以选择在风景优美的环境步行2公里左右，有助于调节中枢神经系统，改善全身及胃肠功能，对消除腹胀、嗳气、促进溃疡愈合有一定作用。

（3）按摩养胃

双手掌相叠，以肚脐为中心，在中、下腹部沿顺时针方向摩动约5分钟，以腹部有温热感为宜。揉腹部可以起到行气活血的作用，比如说肝胃气滞，就是气淤滞在这了，我们可以通过揉腹使气运行更加通畅，通了自然就不痛了。也可用拇指揉按位于手掌侧腕横纹正中直上2寸，两筋之间的内关穴，定位转圈36次，两手交替进行，疼痛发作时可增至200次。此法可健胃行气、解痉止痛。

【健康提示】

中医认为，思虑过多易伤脾胃。久之会气血生化不足，使精神疲乏、心悸气短、健忘失眠、形体消瘦，从而导致神经衰弱、肠胃神经功能症、溃疡症等。因此，我们遇事一定要做到心胸豁达，不要斤斤计较、苦思冥想，更不要对身外之物费尽心思。

2. 早餐怎样吃最养胃

人的经脉气血是从子时一阳初生，到卯时的时候就完全生起来了。辰时，太阳已经完全升起来了，天地一片阳的象。这个时候吃早饭就像贵如油的春雨，我们身体需要补一些阴，而食物正是身体所需要的阴。前面都是阳气在变化，此时吃早饭就是对人体的补充。

由于工作原因或其他原因，现代很多人养成了不吃早餐或随便吃一点的不良习惯。如果长期不吃早餐或吃不好早餐必定会对胃部造成一定的损害。要想保护好胃，就应该从吃好早餐开始。

具体来说，因为人经过一夜的睡眠，体内储存的葡萄糖已消耗殆尽，这时最需要补充能量与营养。如果夜间分泌的胃酸没有食物去中和，多余的胃就会刺激胃黏膜，久而久之会引发胃部炎症；而且夜间分泌的胆汁聚积在胆囊中，如果早上不吃饭或对付一口，长此以往容易诱发胆结石。另外，早上不进食，就不能弥补夜间丧失的水分和营养素，使血黏度增加，不利于一夜间产生的废物排出，从而增加了患结石以及中风心肌梗死的危险。

很多女孩子有时为了减肥，早上有意不吃早饭。这其实大可不必，因为吃早饭并不会使人发胖。辰时是阳气比较旺盛的时候，也是人体阳气气机比较充足的时候，这时候吃早饭最容易消化。另外，辰时以后就是巳时，它是脾经当令的时段，脾主运化，脾经能够通过运化把食物变成精血，然后输送到人的五脏去，所以多吃点早饭并不会使人肥胖。

要想护好胃，早餐应该注意以下几点：

（1）早餐搭配要合理

早餐一定要有动物蛋白，要有一味荤，比如说你咸菜就泡饭就不行，得加上一点有动物蛋白的东西，要有一点肉，或者鸡蛋，以便使整个上午精力充沛。而且还可以适当吃点水果和蔬菜，这不仅可以补充水溶性维生素和膳食纤维，还可以获得肌体所需要的钙、钾、镁等矿物质与微量元素。

（2）早餐要吃热食

早餐吃热食才能保护胃气。早晨体内的肌肉、神经及血管都呈收缩状态，这时吃冰冷的食物，会使体内各系统挛缩、血液不顺。进食冰冷食物日子一久，食欲会越来越差，皮肤渐渐失去了光泽，喉咙老是隐隐有痰不清爽，时常感冒、小毛病不断。这就是伤了胃气，伤了身体抵抗力的缘故。

（3）多摄取碱性食物

碱性食物如青菜、豆腐、土豆、黄瓜、大豆、海带、草莓及粗粮杂粮等，它们可以中和肉、蛋、谷类等食品在体内氧化后生成的酸根，达到酸碱平衡。早餐要吃点肉，但是不宜太油，特别是油炸食品，否则会给胃肠增加太大的负担，并使脂肪摄入过量。

还有一点应注意的是，不要常把方便面当早餐，方便面除了碳水化合物，很少有蛋白质、脂肪、维生素和矿物质。

总而言之，一顿丰盛的早餐，不仅让你一天精力充沛，而且还会一个好心情！

【健康提示】

现代人由于快节奏的生活以及强大的工作压力，大部分人的胃都处于亚健康状态。因此，提醒您，对于胃部保护千万别陷入以下3个误区：

误区一：胃病不会传染。一般人普遍认为胃病不会传染，但导致消化道溃疡、慢性胃炎的幽门螺旋杆菌是会通过唾液或飞沫传染他人。

误区二：牛奶可治疗胃病。牛奶喝得太多会刺激胃部分泌更多的胃酸，令胃溃疡病情恶化。

误区三：胃病和心理因素无关。脾气暴躁、长期心情不好、压力太大是造成胃病的因素之一；长期处于焦虑状态的人更易患胃病。

3. 十个胃病九个寒

每逢天气转凉，我诊室里的胃病患者就会急剧增加。有的严重者还会出现胃出血、胃穿孔等问题。俗话说："十个胃病九个寒。"胃最怕寒冷，因此在天冷的季节，一定要注意胃部保暖。

对于身体比较弱的人，胃部的保暖也非常重要。因为身体较瘦的人通常胃壁较薄，在气温变化的情况下更易产生痉挛，轻者导致胃痛和消化不良，重者甚至可能产生腹泻或呕吐等情况。医疗气象学认为，由于天气变冷，人体受到冷空气刺激后，血液里中的化学成分基胺酸增多，胃酸分泌大量增加，胃酸没生痉挛性收缩，导致抵抗力和适应性随之降低。

因此，天气转凉以后，为保护好胃，我们应做好以下"四注意"：

(1) 注意保暖

天气转凉以后，一定随着气候的变化，适时增加衣服，夜间睡觉时要盖好被子，尽量避免腹部着凉。特别是对有些女性来说，身体本来就单薄，天气转凉以后，不要为了时髦美丽而穿得太少，否则会造成肠胃和身体"双重受损"，得不偿失。

（2）注意饮食

天气转凉以后，多吃一些滋阴润燥的食物，多以温软淡素为宜。有慢性胃病的人要做到少吃多餐，定时定量，使胃中有食物中和胃酸，防止溃疡加重病情。同时还应注意进餐时细嚼慢咽，以利于消化吸收，减轻胃肠负担，少吃生冷水果。

（3）注意运动

进行适度的体育锻炼，能使体内的脏器分泌功能活跃，增加肠胃蠕动，从而加强对食物的消化吸收和排泄，提高对气候变化的适应能力，减少胃部发病的机会。

（4）注意情绪

天气转凉以后，草枯叶落，花木凋零，容易使人产生凄凉、忧郁等不良情绪。所以，应保持精神愉快，避免焦虑、恐惧、紧张、忧伤等不良因素对胃部造成刺激。

【健康提示】

生活中，很多人喜欢一边吃热腾腾、辛辣的食物，一边喝点冰镇饮料，感觉特爽。殊不知，冷热同吃很容易损伤胃肠道，造成胃肠黏膜不同程度的损伤。如果将热咖啡和冰淇淋这两种冷热食物组合，温度的骤然变化会造成胃肠黏膜不同程度的损伤，引起胃部极度受刺激，造成胃肠吸收食物的障碍，形成水一样的大便腹泻。因此，食物最好不要冷热交替着吃。

4. 暴饮暴食无异于饮鸩止渴

中医学十分重视做事的尺度，凡事讲究"适中"，超过一定限度的东西，无论是外界的还是自身的都会产生不良影响。所谓"饮食自倍，肠胃乃伤"讲的就是这个道理。饮食过量，就要损伤肠胃，这是脾胃病的常见病因。此语强调了饮食失节的致病因素，堪称经典之言。

民间也流传着很多不饱食的谚语："少吃多滋味，多吃坏脾胃"；"少吃香，多吃伤"；"每餐八分饱，保你身体好"。许多科学家推论，如果人类采用"少吃"这种生活模式，概率寿命可望增加 20 ~ 30 年。

19 世纪的俄国著名作家托尔斯泰活了 82 岁，他曾说过这样一句名言："任何饮食过度的现象都是不应该的、有害的，尤其中狂饮暴食更是一种罪行。"他在《札记》中写道："彼得堡有位化学家齐宁，他断言我们这个阶层的人 99% 的人饮食过度，我认为说是一个伟大的真理。"托尔斯泰从 25 岁时开始就非常注意节制饮食，而且"每餐吃到 8 成左右就告别了餐桌"，即使再好的菜肴也对他"失去了吸引力"。

由此可见，我们吃东西时一定要掌握量，不是越多越好。养生的根基是"饮食有节"。暴食暴饮会增加胃肠的负担，不仅对胃壁有直接刺激，使娇嫩的胃黏膜受损，而且还通过胃壁扩张，刺激胃酸大量分泌，这些胃酸会使胃、十二指肠黏膜受到更严重的刺激和侵蚀，出现充血、水肿，严重时还会出血、糜烂、甚至溃疡。

人的胃肠和其他器官一样，工作是有一定规律的，它们的承受能力也是有一定限度的。如果大量食物突然进入胃腔，超过胃容量时可引起胃扩张。急性胃扩张严重时不及时处理可发展到胃壁坏死、穿孔、休克。唐代大诗人杜甫之死，就是一个活生生的例子。安史之乱平定后，他坐船从四川回老家，但由于突涨洪水，被困在洞庭湖中。后来有人知道此事后，便送去酒肉，杜甫在饥饿中暴饮暴食，结果这位大诗人与世长辞了。

此外，过多的摄入食物，会使血液和氧气过多地集中在肠胃，心脏与大脑等重要器官的血液量就会减少，甚至缺血，人体便会感到疲惫不堪，昏昏欲睡。长此下去，便会诱发糖尿病、胆结石、胆囊炎，甚至还会引发动脉硬化。而且过量进食后，胃肠血液增多，大脑供血被迫减少，长期下去就会出现记忆力下降，思维迟钝，使大脑早衰，智力减退等症状。因此，我们每天还是少吃点好。

当然，我们提倡限食保健康，但也不是意味着吃得越少越好，吃得过少，导致营养不良，不但无助于养生，而且还会走向反面。

吃多少为最佳呢？实践证明，每顿饭以吃七八成的满足感是最舒服的。口中还留有食物味道，让人回味无穷。如果偶尔吃得过饱，进餐半小时后，一定要进行必要的体育运动，以消耗掉多余的热量。

【健康提示】

在生活中，我发现很多人有边吃饭边看书的习惯，有人还自认为这是吃饭学习两不误。其实这样既不符合生理卫生要求，而且也不是一种有效的学习方法。

吃饭的时候，除了美味的食物、饥饿的感觉和定时吃饱的习惯能增进食欲，促进消化液的分泌外，大脑也能主宰消化液的分泌和食欲的大小，它包括对食物的欲望、牙齿的咀嚼、舌头搅拌、胃肠蠕动以及唾液、胃液、肠液的分泌等。如果吃饭时能做到全神贯注地进餐，大脑就会集中全力指挥吃饭这一工作。这时，饮食欲望强烈，消化液的分泌剧增，胃肠蠕动加强，入肚的食物就需要供应大量的血液，使消化器官受限，妨碍食物的消化。如果大脑被其他情绪分散了注意力，还会抵制消化液的分泌，一旦消化液分泌减少，食欲就会慢慢的减低。

此外，边吃边看，往往看书的注意力大于吃饱，吃起饭来就会漫不经心。因此，不是把就餐时间拉得太长，就是食之过急，应付了事。结果食物咀嚼不细，消化不完全，常常又是半饱半饥放下碗筷。时间久了，就会引起消化功能的减退，甚至可能引起慢性胃肠疾病。

杨力讲一日顺时养生法
——教你科学使用一天二十四小时

5. 忙出来的胃溃疡

很多人都说："胃溃疡是忙出来的"，这话是很有道理的！

一位年轻的女性患者向我倒出她的苦水：她说自己今年31岁了，和男朋友正准备结婚。前不久，他们开始装修新房，筹办婚事。可不巧的是，她老公的公司刚好有一笔重要业务，又离不开。于是，筹办婚事和布置新房的重任都落在自己身上。一切布置妥当后，就在结婚的那天早晨，她自己就感觉腹痛难忍，后来她在老公的陪同下到医院就诊。

检查的结果是胃溃疡。尽管医生并没有说出什么原因，但经过一段时间的吃药后，病好在是治得差不多了，不过偶尔还会腹痛。这不，她来我这里询问。她说："平时自己的饮食也很有规律啊，也没有什么不良嗜好，怎么可能得胃溃疡呢？"

其实，她在主诉时我就已经明白了其中的缘由，我告诉她的胃溃疡是忙出来的。望着她一脸惊诧的表情，我解释说："胃溃疡是典型的心身疾病，除了不良生活习惯外，长期的精神高度紧张、过度劳累等心理与生理因素也都能诱发胃溃疡。"

的确，据有关调查显示，溃疡病与我们的工作方式也有着密切的关系，如工作忙碌，经常处于情绪激动的应激状态，持续强烈的精神紧张和情绪激动使大脑皮层正常功能减弱，引起下丘脑、自主神经系统以及内分泌等一系列系统紊乱。胃肠消化液的质和量随之发生劣性改变，改变的结果是使消化道黏膜痉挛、局部组织缺血缺氧、营养障碍、黏液蛋白减少，降低了黏膜的抵抗力，进而受酸性消化酶的侵蚀而形成溃疡。所以，对于工作繁忙，压力巨大的人来说，如何对抗胃溃疡就是一个相当大的挑战。

对于胃溃疡，我们必须保持警惕性，同时把握好应对的原则和尺度，有症状的要及时到医院检查，已经明确患有胃溃疡的，除了按照医嘱进行药物治疗外，还要注意要进行生活上的保健治疗。

以下是几种生活方式可以帮助我们很好地预防胃溃疡：

1. 生活要有规律，睡眠要充足，注意劳逸结合，避免过度劳累。

2. 进餐一定要及时，切不可因为工作忙而饿肚子，辛辣、过咸的食物；浓茶、咖啡等也不要多食；不要贪烟酒，能戒掉最好；少吃大鱼大肉等酸性食品，以免体内酸性物质积聚，进而造成胃酸过多。

3. 事情再忙，也要抽出时间来锻炼。多参加运动，有利于改善胃肠血液循环，减少脂肪堆积和胃酸分泌，减少胃病发病的几率。

4. 尽量保持愉快的心情，如遇到令人紧张或焦虑的事件，要尽快通过和他人沟通或转移注意力等方法消除不安情绪。

5. 在季节交替或气温变化时，注意胃部保暖，因为寒冷易诱发或加重病情。

6. 平时也可进行自我按摩。具体方法是：

（1）仰卧。将右手掌贴在胸口左侧，向外推摩胸部，反复几次，然后用左手掌以同样的方法推摩右胸部。

（2）仰卧。屈膝，两手掌放在上腹部，然后来回地由上腹部推至下腹部，做 10 ~ 20 次。

（3）右手掌贴于肚脐的右侧，以肚脐为中心，顺时针方向推摩腹部20～30次。

（4）两手手指微屈，食指、中指、无名指并拢放在腹部中线上，自胸骨剑突下开始逐点向下按压，每点连按2～3次，每次下按3秒钟。接着按压部位向下移动2～3厘米，再按压2～3次。如此逐渐向下，按至下腹部为止。

（5）右手手掌贴于上腹部，拇指外展放在胸骨上，其余四指放在左侧肋骨边缘，然后将左手贴在右手指上，轻轻按20～30分钟，再慢慢放开。

（6）最后，做腹部顺时针推摩2～3遍。

【健康提示】

我发现，很多人喜欢将汤和饭混在一起吃，其实这可不是好习惯。时间久了，会使消化机能减退，引起胃痛。

为什么会这样呢？这是因为，食物吃进嘴以后，首先要在口腔中进行初步消化处理。牙齿将大块食物切、磨成细小粉末和颗粒，同时唾液腺不断分泌唾液，与食物充分搅拌混合，唾液中的淀粉酶使淀粉分解成甘甜可口的麦芽糖，便于胃肠进一步消化吸收。如果汤和饭混合在一起，会使食物形成半流体状，咀嚼需要的时间短，唾液分泌量亦少，食物在口腔中不等嚼烂，就同汤一起咽下到胃里去了。这不仅使人"食不知味"，而且舌头上的味觉神经没有刺激，胃和胰脏等产生的消化液就不多，并且还被汤冲淡，使吃进的食物不能很好地被消化吸收。

要想喝汤，其实在饭前最好。正所谓："饭前先喝汤，胜过良药方。"这是因为，从口腔、咽喉、食道到胃，是食物的必经之路。饭前喝几口汤，等于给这段消化道加上了"润滑剂"，使食物能顺利下咽。因此，养成饭前喝水的习惯，可以减少食道炎、胃炎等疾病的发生。

6. 痤疮产生为哪般，处处呵护颜容欢

我们现在经常会看到一些年轻人长痤疮，通常长在额头和脸颊上，其实从中医经络角度上看，这都是胃经不适引起的疾病。因此，要治好这种痤疮，最好的方法就是从胃经开始治。

中医认为，痤疮大多是由于胃寒造成的，往往这种长痤疮的人都特别喜好喝饮料以及精神郁闷，而这两者都易造成胃寒。

人的内部是一个恒温机制，假如你喝了大量的冷饮，慢慢就会形成了胃寒，而人体是有自保功能的，它自身会攻出热来驱散胃里的寒气。它攻出来的就是燥火，这时候你就会感到更渴。一般不懂这方面知识的人，有这人时候就会再喝冷饮，但这样做只有让身体散出更多的热来攻灭寒毒。由此反反复复，不断的恶性循环，慢慢的燥火就会表现在脸上，这就是痤疮产生的原因。因此，我们夏天喝水的时候就应该喝一些温水，如果喝的凉水过多，人体就会攻出燥火来，不但不解渴，反而送来了我们并不想要的痤疮。

如果患了痤疮，平时要少食甜食、脂肪、酒、辛辣刺激性食物，多食蔬菜（豆芽、青菜、冬瓜、丝瓜、苦瓜、荸荠）及水果。绿豆汤有清肺热、除湿毒功效，可以经常饮用。多食一些含有长纤维的食品，保持大便通畅，这对防治痤疮都有很好的效果。

平时还要忌用油脂类、粉类护肤美容化妆品及含有激素成分的软膏及霜剂；每日用温热水洗脸，洗时用力擦去面部脂垢；保证睡眠充足，

135

调整消化系统功能，这些均有助于痤疮的治愈。

此外，揉摩胃经上的穴位也能治疗痤疮。

1. 因胃肠机能失调而引起的痤疮：用手掌或毛刷沿足部阳明胃经，由上而下沿经络推擦 10 遍，并在足三里穴按揉半分钟，以酸胀为度。

2. 青春期痤疮：在足部的胃经处作由下而上轻快的擦法，并揉太溪、三阴交、殷门诸穴各 1 分钟，按揉肾俞、命门 1 分钟，均以酸胀为度，擦涌泉穴至热为佳。

对于痤疮来说，防胜于治。正所谓："痤疮产生为哪般，处处呵护颜容欢！"

【健康提示】

防治痤疮要注意以下事项：

1. 保持皮肤清洁，用温热水洗脸，每天三次，夏天可增加。

2. 不可挤压痤疮，防止感染。

3. 如痤疮已化脓，应避免直接按揉。

4. 保持情绪稳定，避免过激心理。

5. 尽量少用化妆品，尤其是油脂类。

6. 洗脸选用脱脂药皂，洗毕可在患处涂些消炎药膏。

7. 根据辩证可内服清热利湿解毒的中药或中成药。

7. 胃经上的穴位都是宝

胃经是人体很重要的一条经脉，之所以称为胃经，是它主要支配脾胃的功能，主管人体气血生化。

通过经络图，我们可以看出胃经影响着自己循行经过的很多部位，包括头面部、胸部、腹部、腿部以及脚部。如果一个人胃疼，很容易让人联想到是胃经的问题，但有时候膝盖疼也可能是胃经的问题，脚疼也可能是胃经的问题；还有些年轻人脸上长了痘痘，从胃经方面治疗也能收到很好的效果。因此，胃经是一条很重要的经脉，胃经上的穴位也各个都是宝。

（1）足三里穴——人体第一强壮穴

胃经的众多穴位当中，足三里穴的功效最为卓著。《易经》认为，胃属土，足三里穴则是胃经中的土穴，经常用不同的方法刺激它，可健脾胃、助消化、疏风化湿、通经活络、扶正培元、益气增力，提高人体免疫功能和抗病功能。

这个穴位如何找呢？坐在椅子上，把腿屈曲过来，可以找到在膝关节外侧有一个小窝，这就是外膝眼，从外膝眼直下四横指，胫骨前缘一横指处，这个交叉点就是足三里。我们可以用大拇指或中指按压两侧足三里穴各一次，每次按压 5～10 分钟，每分钟按压 15～20 次，以使局部感觉酸痛为度。

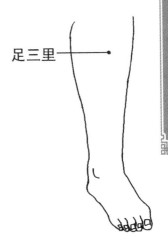

足三里穴

如果有感冒征兆，可用艾条点燃后对准足三里灸，注意保持距离皮肤 2 厘米左右，以局部感温热而无灼痛为宜。每天一次，连续 2～3 天，能够帮你防治感冒。当然，尽管针灸的效果会更好，但是我们并不主张非专业医疗人员用它，因为这是有一定的难度的，而且必须要有专门的医生才可以操作；按摩效果虽慢但副作用也较小，且长期坚持对身体也是大有好处的。

（2）承泣穴——养眼要穴

此穴位于面部对着黑眼球的下眼地方。经常按摩此穴，可以对老花

137

眼、近视、青光眼、白内障等眼部疾病起到辅助治疗的作用。用两手食指分按压两侧的承泣穴，每次按压1秒钟，共按压5~10次即可。

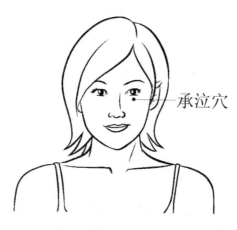

承泣穴

（3）四白穴——护面第一穴

此穴在眶下孔凹陷处，瞳孔直下。以食指为术端捻四白穴，边捻边渐施压力。持续1~2分钟，每天按摩1~2次，对治愈面瘫大有裨益。

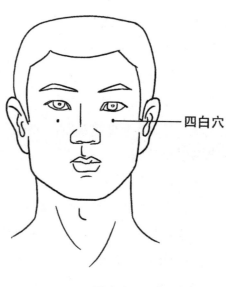

四白穴

（4）人迎穴——降血压奇穴

此穴位于颈部，前颈喉结外侧大约 3 厘米处。用手触摸，会有脉搏跳动的感觉，这就是人迎穴。经常按摩人迎穴有助于降低血压。挟住喉结两侧，用手指按压于人迎穴区，轻缓加大压力，使脖颈先缓慢向右侧倾斜，然后再缓慢向左侧倾斜，可反复按摩 7～15 次。每日按摩 2～3次，坚持每日进行，血压会逐渐地降低并保持稳定。

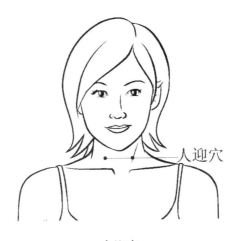

人迎穴

（5）地仓穴——治口面要穴

此穴位于嘴角旁约 0.5 厘米处。按摩地仓穴可治三叉神经痛。用左手食指，按贴在穴位上，轻轻地慢慢地按揉，使之有酸胀感觉为宜，一次按摩约 200 下，一日 3 次，一周之后就会受到明显的效果。

（6）乳根穴——治乳腺病第一要穴

此穴位于在乳头中央直下一肋间处。乳根穴是防治各种乳腺病的有效穴位。

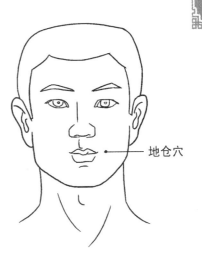

地仓穴

139

以右手拇指抵住左侧乳根，微用力揉按 5 分钟，以穴位有酸胀感为宜，然后以同法用左手拇指揉按右侧乳根，每天 1～2 次。

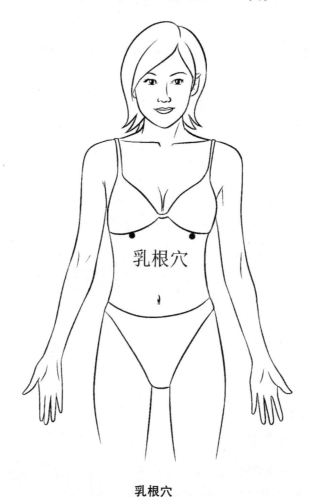

乳根穴

（7）丰隆穴——减肥降脂穴

此穴位于外膝眼至外踝尖之中点，胫、腓骨之间肌间处。丰隆为足阳明胃经的络穴，对脾、胃两经均具有调节作用，每天坚持按压 1～3 分钟，可起到健脾化湿、涤痰降浊的作用。

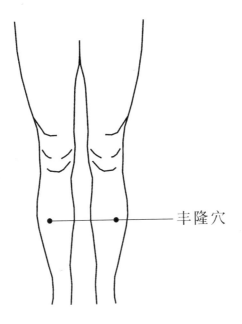

丰隆穴

丰隆穴

【健康提示】

有的人有胃肠道胀气的症状，同时常兼有嗳气、腹胀、胃闷、排气过多、呕酸、吐苦、肠鸣等。出现这些症状，表明你的胃肠出问题了，应及时找医生诊治。

正常来说，成人每天胃肠道都会滞留少量气体，胃肠道的气体经口排出为嗳气，经肛门排出为矢气，还有一部分可被肠壁吸收。当消化不良时，气体量就会增多，就会有胀气感。长期的胀气感只是一些疾病的临床表现。如患有慢性胃炎、慢性结肠炎和肝胆疾病的病人就常有胃肠胀气的症状。此外，有些消化道癌症也有胀气的表现，如有些人会发现自己喉咙有堵塞感，如果是反复发作，可能是一般的胃肠问题；如果一直像是有东西堵住一样，就可能是胃癌或者食道癌。应引起警惕，尽早做检查。

除了一些大的疾病引起的胃肠胀气外，还有一些如免疫功能降低、胃肠道菌群失调等都会引起胃肠胀气。

对于胃肠道胀气不可小视，应该认真鉴别是属于哪种疾病引起的，以便针对病因进行治疗。从中医的角度来说，胃肠胀气是脾胃虚、气滞、运化不行引起的，必须辨证施治才能确保有效治疗。

杨教授在线养生问答

问：我患有常年的胃病，吃什么食物来解决呢？

答：有胃病了，也要对症吃东西：

1. 胃下垂的人宜食补中益气的食品和易消化而富有营养的食品，如糯米、米粥、小米粥、蛋白、瘦肉、鱼、蔬菜泥、豆腐等，并应少食多餐。

2. 胃酸过多的人宜以面食为主；胃酸缺乏的人最好多吃大米、小米；胃痛的人以软食为主。

3. 胃病经常呕吐的人最好多吃韭菜、姜、百合，甘蔗、胡椒、梨、柿子、核桃、萝卜、鲤鱼、鸡、狗肉等。平时要避免吃生冷食物和暴饮暴食。

问：请问吸烟对胃有影响吗？

答：当然。吸烟会引起胃黏膜血管收缩，使胃黏膜中的前列腺素合成减少。前列腺素是一种胃黏膜保护因子，它的减少会使胃黏膜受到伤害。吸烟又会刺激胃酸和胃蛋白酶的分泌。因此，为了胃的健康一定要戒烟！

附录5

【胃经的行经路线】

足阳明胃经，起于承泣穴、止于厉兑穴，左右各45穴。本经循行路线为：

足阳明胃经起于鼻翼旁，此处有个承浆穴，沿着鼻子向上行，到左右侧时汇合于鼻根部，旁行入眼睛内，再向下沿着鼻子外侧，入上齿中，然后在嘴的两边环绕着嘴唇，接着返回往下，沿着发际到了额前。

它的颈部之脉，从大迎前向下，经颈动脉部，沿喉咙，进入缺盆，通过膈肌，属于胃，络于脾。

它的胸腹部主干，从锁骨上窝向下，经过乳中，向下挟脐两旁，进入气街。

它的腹内支脉，从胃口向下，沿腹里，至腹股沟动脉部与前外行者会合，并下行至髋关节前，到股四头肌隆起处，下向膝膑中，沿胫骨外侧下行足背，进入中趾内侧趾缝，出次趾末端。

它的小腿上的支脉，从膝下3寸处分出，向下进入中趾外侧趾缝，出中趾末端。

它的足部支脉，有一个分支走到脚上的大拇指的外侧端，接足太阴脾经。

【足阳明胃经图】

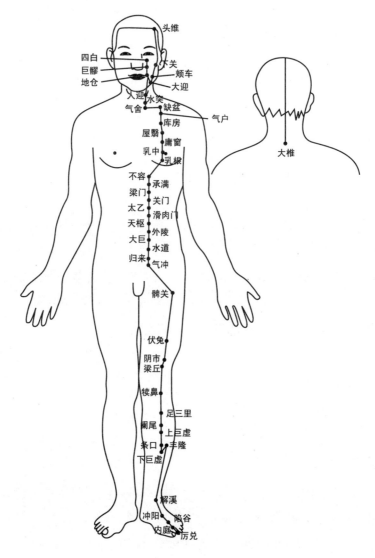

头维
四白
巨髎
地仓
下关
颊车
大迎
人迎
水突
气舍
缺盆
气户
库房
屋翳
膺窗
乳中
乳根
不容
承满
梁门
关门
太乙
滑肉门
天枢
外陵
大巨
水道
归来
气冲
髀关
伏兔
阴市
梁丘
犊鼻
足三里
阑尾
上巨虚
条口
丰隆
下巨虚
解溪
冲阳
陷谷
内庭
厉兑
大椎

足阳明胃经图

【胃经预防和主治病症】

1. 胃肠道疾病：小儿腹泻、胃胀、胃下垂、急性胃痉挛、胃炎、胃神经功能症、胃及十二指肠溃疡、食欲不振、便秘、泄泻、痢疾、胃肠蠕动过慢。

2. 头面疾病：痤疮、黄褐斑、头痛、眼痛、牙痛、面神经麻痹、腮腺炎、咽炎。

3. 其他疾病：中风偏瘫后遗症、慢性阑尾炎、乳腺增生、白细胞减少症、经脉所经过关节肌肉病。

【胃经的常用穴位举例】

经络	穴名	位置	主治
足阳明胃经	人迎穴	喉结旁开 1.5 寸，胸锁乳突肌前缘，颈总动脉搏动处	咽喉肿痛、喘息、项肿、气闷、头痛、高血压病、甲状腺肿、声音嘶哑
	乳根穴	乳头直下，第五肋间隙，前正中线旁开 4 寸处	咳嗽、气喘、呃逆、胸痛、乳痛、乳汁不足
	天枢穴	在腹部，距脐中 2 寸	腹泻、便秘、腹痛、消化不良、阑尾炎、月经不调、经痛带下、痢疾
	足三里穴	屈膝，当犊鼻穴下 3 寸，胫骨前缘外一横指（中指）	胃痛、呕吐、腹泻、便秘、下肢痿痹、乳痈、虚劳、月经不调、痛经、高血压、中风、脚气、水肿

【足阳明胃经穴歌】

四十五穴足阳明，头维下关颊车停，

承泣四白巨髎经，地仓大迎对人迎，

水突气舍连缺盆，气户库房屋翳屯，

膺窗乳中沿乳根，不容承满梁门起，

关门太乙滑肉门，天枢外陵大巨存，

水道归来气冲次，髀关伏兔走阴市，

梁丘犊鼻足三里，上巨虚连条口位，
下巨虚跳上丰隆，解溪冲阳陷谷中，
内庭历兑经穴终。

【足阳明胃经经穴分寸歌】

胃之经兮足阳明，承泣目下七分寻。
再下三分为四白，巨髎鼻孔旁八分。
地仓夹吻四分近，颔下三寸是大迎。
颊车耳下八分陷，下关耳前动脉行。
头维神庭旁四五，人迎喉旁寸半真。
水突筋前人迎下，气舍喉下一寸乘。
缺盆舍下横骨陷，气户下行一寸明。
厘房下行一寸六，屋翳膺窗乳中根。
不容巨阙旁二寸，一寸承满与梁门。
关门太乙滑肉穴，天枢脐旁二寸寻。
枢下一寸外陵是，陵下一寸大巨存。
巨下三寸水道穴，水下二寸归来明。
气冲归来下一寸，共去中行二寸匀。
髀关膝上二尺定，伏兔膝上六寸是。
阴市伏兔下三寸，梁邱市下一寸记。
犊鼻膝膑陷中取，膝眼三寸下三里。
里下三寸上廉穴，廉下二寸条口举。
再下二寸下廉穴，服上外踝上八寸。
却是丰隆穴当记，解谿则从丰隆下。
内循足腕上陷中，冲阳解下高骨动。
陷谷冲下二寸名，内庭次指外歧骨。
厉兑大次指端中。

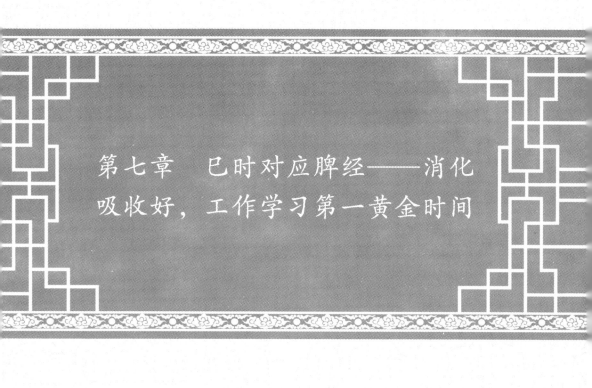

第七章　巳时对应脾经——消化
吸收好，工作学习第一黄金时间

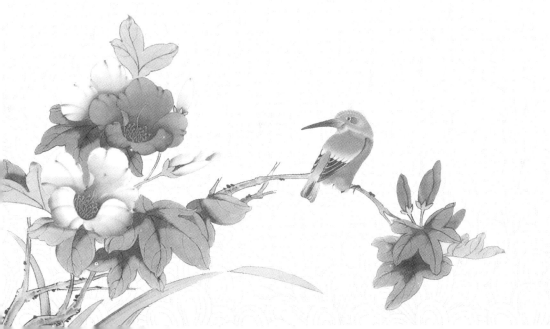

【巳时】又称隅中，又名日禺，即上午9点整至11点整。此时是十二个时辰的第六个时辰。此时也是草动蛇行的时候。

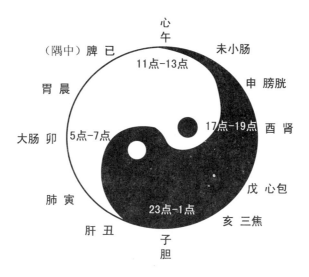

时辰图

【对应经络】足太阴脾经，每日巳时周身气血俱注于脾，本经络属脾，络胃，与心、肺等有直接联系。

【养生重点】消化吸收好，工作学习效率高

巳时阳气旺盛，是脾经当令的时段。中医认为，脾为后天之本，气血生化之源。它与胃一阴一阳，互为表里，共同参与饮食的消化吸收。胃主受纳水谷，脾主运化精微营养物质。胃以降为和，主降浊；脾以升为顺，主升清。两者皆居于中焦，是升降的枢纽，其升降影响着各脏腑的阴阳升降。因此，只有脾胃健运，脏腑才能和顺协调，元气才能充沛。所以，在调理机体时，尤其注意调理脾胃气机。

巳时也是大脑最具活力的时候，是人的一天当中的第一个黄金时间，是上班族最具效率的时候，也是上学的人效率最高的时候。所以，我们必须在辰时吃好早饭，以保证脾经有足够的营养吸收，这样，大脑才有能量应付日常的运转。

此外，脾虚的人在此时吃健脾药效果最佳；另外，此时阳长阴消，

149

这个时候吃补阳药，效果最好；有高血压的人，此时应服降压药以防午时气升导致的血压升高。

1. 脾是身体的后勤部长

脾与胃同居中焦，是人体消化系统的主要脏器。《易经》认为，脾是五脏五行气的中和力量，称为"中土"——蕴含生机，化育万物；也是人体后天能量之本，饮食水谷营养生化之源。

《素问·灵兰秘典论》中提到："脾胃者，仓廪之官，五味出焉。"脾胃受纳水谷，好像储藏粮米的仓库，五味对人体的营养给用都是由脾胃那里产生的。用古代的话说，脾就像煮饭的"釜"，用现代话来说，脾就是我们身体的"后勤部长"。

（1）脾主运化

运，即转运输送；化，即消化吸收。脾主运化，是指脾具有把水谷（饮食物）化为精微，并将精微物质传输到全身的生理功能。它可以将食物当中的营养运送到全身各个地方，然后把代谢后的产物再运输到小肠、大肠，直到变为废物排出体外。

（2）脾主升清

脾的运化功能，以升清为主，即是指水谷精微等营养物质的吸收和上输于心、肺、头目，通过心肺的作用化生气血，以营养全身。因此，脾的升清功能正常，水谷精微等营养物质才能吸收和正常输布。脾气升发，则元气充沛，人体始有生生之机；同时，也由于脾气的升发，才能使机体内脏不致下垂。若脾气不能升清，则水谷不能运化，气血生化无源，可出现神疲乏力、头目眩晕、腹胀、泄泻等症；清气在下则生飧泄、脾气下陷，则可见久泄脱肛，甚或内脏下垂等病症。

（3）脾生血

脾是生血之源，它将食物中的营养输送血液中，流向全身。如果脾脏中出现了生血不足的病变，就会贫血，如白血病就是其中一种。对白血病的治疗上，中西医有不同的方法，西医换骨髓，中医养脾，脾脏功能恢复了，白血病的恶化就控制了。

（4）脾统血

脾有统摄血液在血管中流动的能力，这个能力不足时，会出现口鼻出血、皮下淤血、内脏容易出血。西医认为这是血小板减少的缘故，中医认为是统血的能力下降了，还有失血过多、崩漏。

（5）脾主肌肉

肌肉发达有力，说明脾脏健康，这里肌肉除了包括四肢胸腹背外，还包括内脏的平滑肌、子宫平滑肌。比如说，内脏平滑肌出现病变时，就会出现吞咽困难的问题。

（6）脾主四肢

人的四肢的功能活动，与脾有密切关系。《素问·太阴阳明论》中说："四肢皆禀气于胃，而不得至经，必因于脾，乃得禀也。"一个人的脾功能好，则四肢发达有力，反之则无力。

在五脏中，脾的负荷极大，担负着水谷精气的消化及吸收的重任，因此脾气很容易衰弱，所以应适当的节制饮食，保护好这位"后勤部长"。

【健康提示】

一般来说，脾胃最怕生冷饮食。水果中西瓜、香蕉性寒，伤脾最重。食后易腹胀，不思饮食，重则便稀、泻肚。这时可适量吃一点性平的水果。如桃子、葡萄、荔枝、桂圆、甜橙等。吃水果要掌握一条原则，大便干硬时可以吃；便软、溏稀时不宜吃。矿泉水、纯净水、碳酸饮料均属生水，伤脾；蒸馏水、白开水则属熟水，不伤脾。

2. 口唇没有光泽多是脾的问题

《素问·五脏生成篇》中提到："脾之合，肉也；其荣，唇也。"也就是说，脾主一身的肌肉，而脾的运化功能能否正常发挥发挥作用，往往会通过人的口唇表现出来。

如果脾的运化功能正常的话，口唇那么就会很丰满、滋润，富有光泽；相反，如果脾的运化功能出现了问题，我们的口唇就会出现发干、没光泽，甚至脱皮的症状。所以口唇的色泽与否，实际上也是脾运化功能状态的外在体现。

当然，口唇颜色发生变化，还预示可能有其他疾病：

（1）唇色苍白

如果你的唇色变浅，表示血红素不足；如果是嘴唇过白，则标志血气不足，表示有贫血的可能；如果同时伴有指甲苍白的症状，则贫血可能性极大；如果上唇苍白泛青，可能是大肠虚寒、泄泻、胀气、腹绞痛、畏寒、冷热交加等症状出现。

（2）唇色过红

如果你的嘴唇像涂了口红般深红是不健康的表现。红色在中医里代表着热证，体内囤积过多的热，小心上火。一般来说，唇色老红，多为实热内盛之候；唇色深红可见于急慢性感染性疾病以及慢性消耗性疾病中。

(3）唇色青紫

口唇颜色青紫发暗，如果滋润，多为寒极、淤痛；如果紫黑而干焦，则为热极；口唇青紫，常见于先天性心脏病、肺源性心脏病、心功能衰竭、哮喘持续状态、急性支气管炎、肝硬化、慢性肝炎等。

(4）唇色发黑

唇色黯黑，可能是消化系统有病，如便秘、腹泻、下腹胀痛、头痛、失眠、食欲不振等；如果唇上出现黑色斑块，口唇边有色素沉着，常见于慢性肾上腺皮质功能减退。

总的来说，口唇也是人体健康的晴雨表，通过口唇颜色的变化，我们可以看出一个人身体的健康状况。

【健康提示】

我们说巳时即上午9点至11点是脾经当令，此时是脾最强的时间，脾弱的人可以把午饭时间提前到11点，因为此时脾气最旺，消化食物、吸收营养最得力。脾最脆弱的时间是19点至23点，建议晚饭1小时后吃一个水果，甘味食物可以健脾。

3. 流口水也与脾经有关系

《素问·宣明五气》中说："脾为涎。"意思是脾在液为涎。

什么是涎？在解释这个问题前，我们先来说一说什么是唾液。大家都习惯称"唾液"为"口水"，其实这并不确切。唾液，既包括唾，又包括液。唾，也就是唾沫，是从舌根分泌出来的，不是有个词——唾弃吗？就是往地上吐唾沫表示不满、瞧不起，可见，唾沫是人为吐出来的。而液又叫涎，这才是真正意义上的口水，它往往是不由自主地流出来的，也就是我们平时说的"流哈喇子"。

中医里讲，涎为口津，是口腔中分泌的唾液中较清稀的部分，具有保护口腔黏膜和清洁口腔的作用。在进食时分泌较多，有助于食物的吞咽和消化。在正常情况下，涎液上行于口但不溢于口外。如果脾胃不和，就会导致涎液分泌的急剧增加，从而发生口涎自出等现象，也就是爱"流哈喇子"。

很多小孩子常流口水，这多是因为他们的后天脾胃虚弱所致，而脾主肌肉，开窍于口；脾虚则肌肉弹力不足，变得松弛，因此就会使口水外流。有些成年人晚上睡觉时也会流口水。如果我们睡着后流口水，多是脾气虚所致。如果患者脾胃有热，火热会导致口水较多；如果患者脾胃虚寒，气虚不能收摄其津液，会导致口水清稀不止，大便溏薄，面白唇淡。

有一些老年人也爱流口水，这多是肾气不足的表现，需要温补脾肾。平时可多吃些板栗、红枣、花生、豆类和山药等食物。

（1）板栗

俗称栗子。南梁陶弘景说其能"益气，厚肠胃，补肾气"。中医认为，栗子味甘性温，无毒，及脾、胃、肾三经，能养胃健脾，壮腰补肾，活血止血。用板栗 50 克，粳米 100 克，煮粥食之，能健运脾胃，增进食欲，尤其适合老年人机能退化所致的胃纳不佳者服食。但板栗由于生食难消化，熟食又易滞气，故不宜一次吃得太多，反之易伤脾胃，吃时要细嚼慢咽，嚼碎后再咽下。

（2）红枣

红枣能补益脾胃，用来治疗口水过多，效果非常不错。中国古代词典《尔雅》即有"枣为脾之果"之说。《本草纲目》也认为红枣有健脾养胃、养血壮神的功效。现代中医药研究认定：大小枣均有健脾功能，但大枣功在降浊，小枣功在扶本，故大枣用在于治，入药；小枣用在于养，不入药。

（3）花生

脾胃不好的老年人平时还要多吃一点花生，因为花生也有很好的健脾开胃之功。方法：取新鲜花生 50 克，浸清水半小时左右，煮开后加入鲜牛奶，再煮开，凉后加入适量的蜂蜜。睡前每天一次，常食有健脾养胃、促进溃疡愈合之功效。

（4）豆类

各种豆类，如白扁豆、四季豆、刀豆、红小豆……都是健脾的常用食品。

（5）山药

山药也是健脾益胃、助消化的好食品。山药含有淀粉酶、多酚氧化酶等物质，有利于脾胃消化吸收功能，是一味平补脾胃的药食两用之品。不论脾阳亏或胃阴虚，皆可食用。临床上常用治脾胃虚弱、食少体倦、泄泻等病症。

【健康提示】

值得注意的是，很多人吃花生均剥去皮膜，事实上，花生的止血与抗凝血功能主要在于花生衣与根，具有抗纤维蛋白溶解、促进骨体制造血小板、加强毛细血管收缩机能，对各种出血病不仅有止血效能，且对原发病也有一定治疗作用。所以，我们在下次吃花生时，最好连花生衣一起吃了。但需要注意的是，本身血稠的人不宜吃花生衣。

4. 照顾脾胃的 3 个原则

脾胃既是人体五脏六腑气机升降的枢纽，也是人体气血生化之源和赖以生存的"水谷之海"，平日里需要我们格外的养护和照顾。

《脾胃论》中这样说："百病皆由脾胃衰而生，治脾胃即可以安五脏。"照顾好自己的脾胃可以让我们少生病，或不生病。

一般来说，导致脾胃疾病的原因，主要是饮食不节，过食生冷，寒积于中，使脾胃之阳不振；其次是郁怒忧思，肝气失调，横逆犯胃乘脾。要预防脾胃疾病，关键在于保护脾胃正常功能的运转。因此，平时应注意保养脾胃。简单地说，要从以下 3 个原则做起：

第一个原则：饮食有节制

《黄帝内经》中说，生病起于过用；过度的运用，它亢奋之后，必然带来衰竭。要保护我们的脾，最重要的是饮食要节制，要爱护我们的器官，要合理的使用它。如果你老是让它干太多的活儿，带来的必然是衰竭，那么它最后就给你罢工了。所以，保养脾气，饮食一定要节制，尤其不要撑着。

第二个原则：寒温要协调

我们说脾胃最怕寒冷、生冷，因此饮食不要过凉，也不要过热。太烫了，容易得食管癌、胃癌；太凉了容易导致脾胃阳虚。

第三个原则：进食有规律

脾的主要功能是运化水谷，养脾之道就在于进食有规律，不吃损伤脾胃的食品，因此，三餐应定时、定量、不暴饮暴食。素食为主、荤素搭配。要常吃蔬菜和水果，以满足机体需求和保持大便通畅。少吃有刺激性和难于消化的食物，如酸辣、油炸、干硬和黏性大的食物，或一些过辣、过甜、过咸、过辛、过苦的食物。

【健康提示】

按摩脾区助运化。方法：伸开手掌，一手掌或两手掌重叠，按放在脾胃部位（左肋弓至右肋弓下缘），手掌要紧贴皮肤，向下的压力不可过大。先自右向左平推30次，再自左向右平推30次。如配合点按背部脾腧穴，效果更好。本法对脾胃的运动有双向调节作用，在其功能亢进时，按摩后能使其运动减弱；在功能减弱时，则能使其加强。此外，经常做脾胃区按摩，还能使肌肉丰满、发达、健壮。

5. 久坐伤肉——上班族最应该多活动身体

现在很多班族经常是清晨踏进办公室，在椅子上一坐就是一天，傍晚带着倦意回家，窝在沙发里看电视又成了主要节目。殊不知，《黄帝内经》说过"久坐伤肉"，这里的"肉"指的就是肌肉。长期坐着不动，会导致肌肉无力，久而发生肌肉萎缩现象。脾主肌肉，"久坐伤肉"之后，还会由肉及脾，使脾的功能减退，终至气血生化受累。

伤肉劳脾给人们带来的不仅是腰酸背痛，还埋下了许多疾病隐患。首先，坐的时间一长，正确的坐姿难以维持，难免东倒西歪，久之就引发颈椎或腰椎退行性改变。其次，久坐时身体对心脏工作量的需求减少，心脏供血能力减退，从而引发高血压、高血脂、冠状动脉栓塞等心脑血管疾病。第三，一坐一站是静脉回流的动力所在，久坐容易使直肠静脉扩张、血液淤滞，从而引发痔疮。第四，在地心引力作用下，久不活动的腿脚会大量充血，出现肿痛及静脉曲张。

可是由于工作所需又不能不从早到晚用电脑，这时我们就应该多运动运动。中医讲究所谓"动则不衰"，养肉健脾最主要方法就是"多动"。

对于整天坐着、不怎么活动的上班族来说，在工作间隙常常旋转身体的有关部位，可起到很好的强身健体效果。

（1）转目

双眼同时以远处某一大型固定物体为目标，由左经上方再至右到下方到左方，眼动头不动，旋转运目10圈。然后再由右经上方至左到下方回到右侧，旋转运目10圈。此法可清除眼疲劳，提高视力。

（2）耸肩

自然站立，身正腰直，双眼微闭，在吸气的同时，双肩胛先后向上抬起，再向前、向下、向后做旋转运动10次，然后反方向旋转10次。此法可活络肩关节，防止颈肩关节综合征。

（3）转掌

自然站立，双手抬起至胸腹前，先按顺时针方向同时转动双掌10圈，然后按逆时针方向转动手掌10圈。此法可舒筋活血，增强手腕活力。

（4）扭腰

双脚开立，与肩同宽，双手叉腰，四指在前，拇指在后紧顶肾俞（在腰部第二椎棘下，旁开1.5寸）处，先按顺时针方向转动10圈，再以逆时针方向转动10圈，此法可治腰肌劳损、腰痛等症。

【健康提示】

对于男性朋友来说，久坐沙发对生殖健康的危害更大。因

杨力讲一日顺时养生法
——教你科学使用一天二十四小时

为坐在沙发上，臀部深陷沙发中，填充物会包裹、压迫阴囊，使静脉回流不畅，使得整个生殖系统血液微循环受阻、新陈代谢减慢，进而导致新陈代谢产生的各种有害物质排泄不畅，淤积于前列腺之中，这样就会导致无菌性前列腺的发生和各种细菌性前列腺炎的加重。因此，久坐的男士一定要经常改变体位。

6. 长夏最宜养脾健脾

长夏就是夏季的第 3 个月，合农历六月，包括大暑至白露 4 个节气。《易经》认为，长夏属土，而脾也属土，故长夏应于脾。长夏的气候特点是偏湿，"湿"与人体的脾关系最大，所谓"湿气通于脾"。因而，长夏是健脾、养脾、治脾的重要时期。

同时，人们在夏天多贪食冷饮和瓜果，而生冷食品易伤脾胃，造成"脾失健运"。此外，有很多人容易"苦夏"，主要表现为为食欲不振、不思饮食、乏力，而通过健脾益气则能达到开胃增食、精神振作的效果。因此，在人体消耗比较大的夏天，需要加强脾的"工作"，才能不断地从食物中吸收营养，维持人体的健康。

长夏养脾的方法可以采用以下几种：

（1）醒脾法

用饮食疗法达到健脾开胃目的。可用生蒜泥，糖醋少许饭前拌食，不仅有醒脾健胃之功，而且还可以预防肠道疾病；也可用山楂条 20 克、生姜丝 50 克，以糖、醋少许拌食，有开胃健脾之功；还可用香菜 100 克，海蜇丝 50 克，食盐糖醋少许拌食。

（2）益脾法

据夏天的特点选用各种粥养益脾胃。如莲子粥（莲子50克、白扁豆50克，薏仁米50克、糯米100克共煮粥食）、山药茯苓粥（山药50克、茯苓50克、炒焦粳米250克煮食粥）。

（3）健脾法

靠适当运动来帮助"脾气"活动，增强其运化功能。夏天一般不宜较剧烈的运动，青年人可用仰卧起坐功，在每天起床和入睡前做20～40次。老年人则宜用摩腹功。即仰卧于床，以脐为中心，顺时针用手掌旋转按摩约20次。同时，散步亦能养脾健胃，可使食欲增加、气血畅通。

（4）温脾法

夏天贪食生冷，容易寒积脾胃影响人体的消化功能，此时可用厚纱布袋内装炒热食盐100克，置于脐上三横指处，有温中散寒止痛之功。或用肉桂粉3克、荜拔粉10克、高良姜粉10克，装入袋内，夜间置于脐上。此法能起到温脾胃、止吐泻之功。

（5）助脾法

即运用音乐来改善脾胃功能。音乐养身古已有之。并有宫音为脾之音之说，常用宫音的亢奋效果来治疗过思伤脾。音乐使人心情舒畅，胃肠蠕动，消化酶增多，使脾胃功能增强。早餐前可听一曲激昂的交响乐，中餐可听听民乐，晚餐时则宜听轻音乐。

【健康提示】

到了长夏季节，很多人总出现恶心、不想吃饭等问题，之所以会这样，是因为长夏阴霾天多，湿气重浊，困阻于脾（脾被湿困），因而出现纳呆（不想吃饭）、呕恶。应该多吃薄荷、荷叶包饭，或生姜，目的在于用芳香之气来醒脾，健脾化湿。也可自制香包辟秽（将薄荷、藿香、佩兰等芳香之品装入布袋之中）。

7. 豆类食物是健脾利湿的英雄

长夏天气多阴雨绵绵，潮湿，湿气通于脾，易使人中湿毒。

我们说，人体湿气增加跟阴废增加有很大的关系。阴废增加，则脾气虚，不能够化湿，脾的功能减弱，人就出现湿毒。有湿毒的浊气表现为舌苔绿、恶心、不想吃饭，大便不成形。

为了防止湿毒，我们就要学会化湿。尤其是长夏的三伏天，外边下雨，屋里边也是湿漉漉的，那我们很容易脾不好，因为你的脾被湿气裹住了，这叫做"脾被湿困"。湿气把你的脾给包起来了，不能很好地发挥功能。那么，这就需要我们健脾了。

健脾除了去医院，吃医生给我们开的健脾的药，我们自己也要吃一些健脾的东西。比如，豆子最养脾，各种各样的豆子熬成的粥，最养我们的脾。下面我将各种豆类的功效介绍给大家：

（1）黄豆

黄豆具有健脾宽中、润燥消水等作用，可用于脾气虚弱、消化不良、疳积泻痢、腹胀羸瘦、妊娠中毒、疮痈肿毒、外伤出血等症。黄豆60克与粳米100克，搭配煮粥食用，可起到宽中健脾的功效。

（2）豇豆

中医认为，豇豆性平、味甘咸，归脾、胃经；具有理中益气、健胃补肾、和五脏、调颜养身、生精髓、止消渴的功效；可治呕吐、痢疾、尿频等症。尤其适宜于糖尿病、肾虚、尿频、遗精及一些妇科功能性疾病患者多食。

（3）豌豆

豌豆味甘、性平，归脾、胃经；具有益中气、止泻痢、调营卫、利小便、解毒之功效；可治脚气、痈肿、乳汁不通、脾胃不适、呃逆呕吐、心腹胀痛等。

（4）毛豆

毛豆味甘、性平，入脾、大肠经；具有健脾宽中、润燥消水、清热解毒、益气的功效；主治疳积泻痢、腹胀羸瘦、妊娠中毒、疮痈肿毒、外伤出血等。

（5）蚕豆

蚕豆含有大量蛋白质，在豆类中仅次于大豆，还含有大量钙、钾、镁、维生素 C 等，并且氨基酸种类较为齐全，特别是赖氨酸含量丰富。它既可以炒菜、凉拌，又可以制成各种小食品，是一种大众食物。

（6）扁豆

扁豆的营养成分相当丰富，包括蛋白质、脂肪、糖类、钙、磷、铁、多种维生素及食物纤维等，扁豆角的 B 族维生素含量特别丰富。此外，扁豆中还含有血球凝集素，有显著的消退肿瘤的作用。

（7）绿豆

绿豆具有清热解毒、消暑利尿、止渴解烦、明目降压、利咽润肤、消脂保肝功效。常用于暑热烦渴、疮疡肿毒、肠胃炎、咽喉炎、肾炎水肿等防治。

【健康提示】

五行中黄色为土，因此，黄色食物摄入后，其营养物质主要集中在中医所说的中土（脾胃）区域。黄色的食物能帮助培养开朗的心情，同时让人集中精神。除了豆类中的黄豆外，其他常见的黄色食物还有南瓜、土豆、山药、玉米等。

8. 很多病都可以脾经上求解

脾经一共有21个穴位，其中，11个穴位分布在下肢内侧面，10个穴位分布在侧胸腹部。穴位虽少，但是我们身体的很多病都可在脾经上求到答案：

（1）三阴交穴——妇科第一要穴，也是长寿穴

三阴交穴位于在小腿内侧，内踝尖上3寸，胫骨内侧面的后缘处。三阴交穴是女性朋友的亲密爱人，因为绝大多数妇科病都可通过三阴交穴来治疗。当然，它同样还可治疗其他疾病：

①治痛经。对于有痛经问题的女性朋友，可在月经来前约1周开始，每天花个几分钟的时间来按揉三阴交穴，以穴位产生酸胀感为宜。另外，还可以用艾条灸疗：将从药店买回的艾条点燃放在靠近穴位处，以局部皮肤温热而不烫伤为度，每穴灸10分钟。要注意的是，月经来潮后不要强烈刺激该穴，否则可能引起经血增多。

②紧致脸部肌肉。过了40岁之后，要经常按揉左右腿的三阴交穴各20分钟，以健脾。脾的功能强了，肌肉才不会松弛！

③可降血压。三阴交是一个智能调节穴位。当你患有高血压时，每天中午11～13点，心经当令之时，用力按揉两侧的三阴交各20分钟，坚持两三个月后，就会有明显的降压效果。

④治疗老年性便秘。按摩三阴交穴可增强腹内压，使肠胃功能活动加剧，促进大便畅通，对于治疗老年性便秘有很好的效果。以一侧拇指指腹按住三阴交穴，轻轻揉动，以酸胀感为宜，每侧按揉1分钟即可。

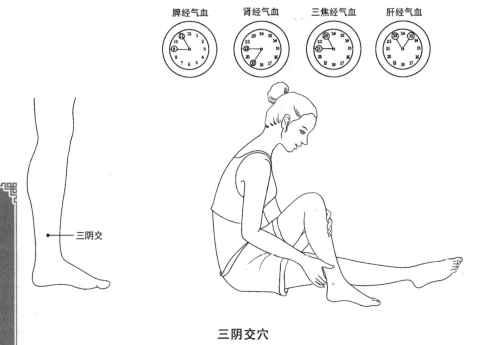

脾经气血　　肾经气血　　三焦经气血　　肝经气血

三阴交

三阴交穴

　　另外，上午9点到11点是脾经气血最活跃的时期，这个时候按摩三阴交穴，能把体内的湿气、浊气、毒素都给排出去。同时使肌肤能够得到气血的濡养，坚持两个月下来，不仅面色红润，皮肤也会变得细腻、白净。整个人也会感觉灵活，精神饱满。同时，胃腑气血调和顺畅，痘痘、腹胀、消化不良的现象也会消失。

　　晚上7点到9点是肾经气血最活跃的时期，睡眠不好人这个时候按摩三阴交穴能起到安神的效果，帮助睡眠。中医认为：肾主骨生髓，脑为髓之海。人在紧张、抑郁或忧虑过度的情况下，大脑气血耗费较多，是不能有效的睡眠。脑部气血充足，睡眠自然就会好起来。

　　晚上9点到11点是三焦经气血最活跃的时期，对自己身材不够满意的年轻女性可不要错过这个瘦身的最佳时机。循环良好，才能使得各部分的毒素能够排出体外。如果循环不顺畅，毒素也很难排出。通常身体较胖的人，气血运输养分和排泄废物的能力都较弱。这个时候按摩三阴交穴有畅通气血、快速排毒的效果。当身体的毒素排出后，人也会感觉到越来越轻快，体重也会随之相应的减少。

夜里11点到凌晨1点是肝经气血最活跃的时期，在睡觉之前花一点时间按摩三阴交穴有祛斑的效果。中医认为：怒伤肝。火气太大会使肝气郁结，肝调节着一身气机的升降，如果肝气不舒，人体新陈代谢的平衡状态就会遭到破坏，皮肤所需的营养供应趋于缓慢，毒素不能及时的代谢出去，沉积在皮肤表面，就形成了色斑。按摩三阴交穴能调节肝脏气血，使之疏泄正常，以达到消斑的效果。

（2）太白穴——健胃要穴

太白穴位于足内侧缘，当第1跖骨小头后下方凹陷处。此穴位为人体足太阴脾经上的重要穴位之一。每天经常按摩此穴，对胃痛、食欲不佳、腹胀都颇具疗效。

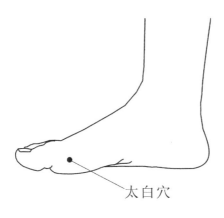

太白穴

（3）阴陵泉穴——男女疾病要穴

屈膝，在小腿内侧，胫骨内髁下缘凹陷处便是此穴。按摩此穴可健脾利湿，调补肝肾。对治疗腹痛，腹胀，小便不利，遗尿，遗精，月经不调等病症，有很好的疗效。用拇指螺纹面着力，按于阴陵泉穴上，持续用力按压1分钟左右。

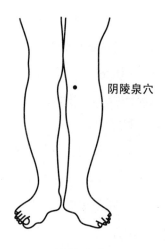

阴陵泉穴

阴陵泉穴

（4）商丘穴——尿路要穴

商丘穴位于内踝前下方凹陷中，当舟骨结节与内踝尖连线的中点处。该穴正好对应于足底反射区中的下身淋巴反射区，因此可以治疗下身的各种炎症，如膀胱炎、尿道炎、盆腔炎等。用手指按揉该穴位，保持酸重感为宜，每次按揉3分钟左右，两脚交替进行。

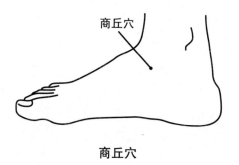

商丘穴

商丘穴

（5）大横穴——腹疾要穴

大横穴是足太阴脾经的经穴，是足太阴脾经与阴维脉之交会穴，其位置在脐中旁开4寸处。每天坚持用双手食指指端同时按压大横穴100次左右，可以排除肠道内的油脂，降低血脂。

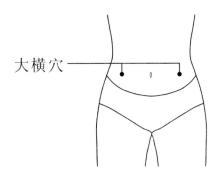

大横穴

大横穴

(6) 血海穴——治妇科病要穴

血海穴位于膝膑内上缘上2寸，当股内侧肌隆起处。经常按摩对治疗慢性胆囊炎，慢性盆腔炎，月经不调，功能性子宫出血等有很好的帮助。下肢伸直，借助他人帮助，用一手拇指螺纹面着力，附着在其对侧下肢的血海穴上，以腕关节和拇指掌指关节轻轻的摆动或小幅度的环旋转动，使着力部分带动该处的皮下组织，轻柔缓和揉动1分钟左右即可。

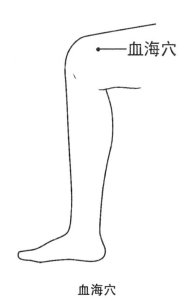

血海穴

血海穴

【健康提示】

很多人喜欢把西瓜放在冰箱里，冰得凉凉的再拿出来食用。这样虽然嘴上舒服了，却会对脾胃造成很大的伤害。

西瓜本来就是生冷性寒的食物，一次吃得过多容易伤脾胃，如果贪凉吃冷藏时间过长的冰西瓜，对脾胃的伤害就更大。特别是在远行、剧烈运动之后，如果大量吃冰西瓜，胃平滑肌和黏膜血管突然遇到过冷食物刺激，很容易出现收缩痉挛，引发胃痛或加重胃病。

西瓜最好是现买现吃，如果买回的西瓜温度较高不宜现吃，可将它放入温度调至15℃的冰箱中降温，放置时间不超过2小时，这样既可防暑降温，又不伤脾胃。

9. 易患脾病的坤卦人养生之道

《易经》里讲，坤卦代表了地，坤卦的部位在腹部，坤卦人一般个子不高，比较矮壮，头偏大，腰粗，肚子偏大，四肢很结实。

坤卦人的显著特点就是非常敦厚老实，非常的稳重，他们是实干家。在个性上坤卦人比较偏内向，但又没有坎卦人那么内向。他们的一个缺点就是反应偏慢，行动较迟缓，对新事物欠敏感，有的易于出现安于现状和与世无争的情况。他们不会是冲锋陷阵的人，但绝对是最好的实践者。

从部位看，坤卦对应的人体部位，主要包括腹部和脾胃；因坤属土偏湿，湿气通于脾，故坤卦人多痰湿病；坤卦人气血运行较缓慢，易积

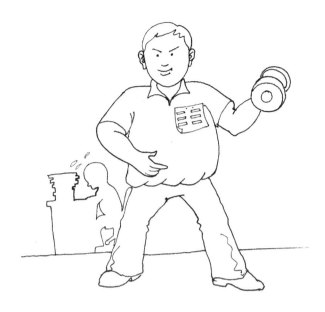

坤卦人

湿生痰，湿性黏滞重浊，故多发腹泻、痰饮、水肿等病，易发内脏下垂等。

坤卦人如何养生呢？

坤土之人因为湿气比较重，在养生时就要注意用燥，用温燥的食物来克制体内的湿气，可以多吃一些羊肉、辣椒、生姜之类的食物；另外还应多吃一点豆类，可以有效帮助健脾利湿。如果是妇科方面的病症，还可以多吃一点牛肉，这对肌肉是最有利的。

此外，在三伏天，在最重的时候一定要更加防范，在饮食上少食瓜果，多吃一些健脾的食物，如煮出来的肉、粥都有助于克制脾湿。

【健康提示】

坤卦人平时还要注意风温养生以应对脾湿，尤其在夏天的时候一定要多开窗通气，以便让湿气从房间离跑出去。

10. 思伤脾，怒胜思

"思伤脾"是流传了几千年的中医医理。思是人的正常情志，无过则不伤人。若是思虑过度，使脾气郁结，可致胸脘痞满；若是脾气因久郁而受伤，则运化失调，而致饮食不思，消化不良，腹胀便溏；若是脾的生化功能减弱，则可导致月经量少，周期延长或闭经等。

你想，一个人多愁善感，老是在考虑问题，考虑得太多往往不思饮食，或者饮食不和，肯定会影响到脾胃。

在生活中，"思伤脾"也是很普遍的现象。有这样一个年轻的小伙子，他爱上了一个姑娘，可是他们家里不同意，不让他们见面，于是这个小伙子就天天思念这个姑娘，饭也吃不下，人也瘦了，这就是典型的"思伤脾"。

还有，人们在生活中遭遇到负面事件的困扰，思前想后而无法解脱，就有可能吃不下、睡不香；长期从事脑力工作的人，往往会为工作中的某些难点而陷入过度的思虑中，如果缺乏必要的体育锻炼和娱乐活动来加以调节，也很有可能"思伤脾"，影响脾胃功能，并导致失眠等。

如何解决"思伤脾"的问题呢？思是属于土的，木克土，也就是说只有怒能够胜思，因此就只有让他生气。还是接着上面的那个故事：小伙子病了，家人就请来了老中医，老中医诊脉后，大骂他道："一个大男人，竟为一个女子弄得如此狼狈不堪，有什么出息？要是我的儿子，早就赶出去了。"年轻人听了勃然大怒，站起来就要打那老医生，被他父亲紧紧拉住。没想到，年轻人的抑郁症状竟解除了。这就是"怒胜思"的结果。

除此之外，对于平时爱多虑的人，还应该克服小家子气，学会果断处事，雷厉风行，不要婆婆妈妈，孬里孬气。没有必要担心的和明明知道自己不必担心的，就要放下心来。要主动锻炼自己的自控能力，虚下心来随缘行事，积极学习。没有必要为一些小事而胡思乱想，不要认为没完没了地胡乱思想是好习惯，其实它是自心难以自制的不良习气，应当加以克服。

【健康提示】

思虑过多会使人的精神处于高度紧张状态，我们身体为了适应这种"紧急状态"，肾上腺会释放大量激素。紧张一旦超过机体承受的限度，体内分泌过多的激素，就会对身体的健康造成危害，容易导致消化性溃疡、心脏病、高血压以及精神功能障碍等疾患的发生。因此为了我们的身心健康，一定要避免过度的思虑。

杨教授在线养生问答

问：你好，我儿子今年22岁了，可是这么年来我总觉得儿子做事有些"中气不足"。这孩子平时总是很拘谨，平时也打不起精神来，胆子又小，做事缺乏阳刚气。人长得也是黄黄瘦瘦的，说话细声细气的。请问这是怎么回事儿？有没有好办法改变呢？

答：根据你说的这种情况，你的儿子可能是脾虚所致。但是我没有见过他，现在没法儿也确定。

《易经》认为，脾居中央，相当于一个"中央处理机"，人体的新陈代谢，升清降浊，全由它在中央控制着。脾脏滋养人体、控制人体的力量，中医称为"中气"。

我们说过，肺主一身之气，然而，肺之所以有这么大的权力，还得

171

依赖于它幕后的支持者——脾。脾属土，肺属金，土能生金，所以脾气生肺气。脾虚则肺虚，肺虚则气虚。所以，脾虚的人总感觉四肢无力，没有精神，平时还老犯困，挺不起胸，抬不起头，说话软绵绵的……这些都需要通过养脾去解决，养脾才能养肺，肺气和脾气都足了，人就会变得很自信。具体如何来养，我们可以在本章找到办法。

问：我每年在长夏的时候都会患上脾胃病，不爱吃东西，有没有好的养生方法啊？

答：一般来说，长夏的气候都是比较潮湿的，容易患上脾胃病。脾胃往往受湿邪的困阻而使消化吸收功能低下，令人胃口不开、不爱吃东西。暮夏初秋，还容易患腹泻等胃肠道疾病，这主要在于脾胃功能为暑湿所困。因此，长夏时节，你最好多一些豆类食物；还要多吃薄荷、荷叶包饭，或生姜等食物。

附录6

【脾经的行经路线】

足太阴脾经，起于隐白穴、止于大包穴，左右各21穴。本经循行路线为：

足太阴脾经起于足大趾内侧端（隐白穴），沿足内侧赤白肉际上行，经内踝前面（商丘穴），上小腿内侧，沿胫骨后缘上行，至内踝上八寸处（漏谷穴）走出足厥阴肝经前面，经膝股内侧前缘至冲门穴，进入腹部，属脾络胃，向上通过横膈，夹食管旁（络大包，会中府），连于舌根，散于舌下。

它有一支脉，从胃部分出，向上通过横膈，于任脉的膻中穴处注入心中，与手少阴心经相接。

【足太阴脾经图】

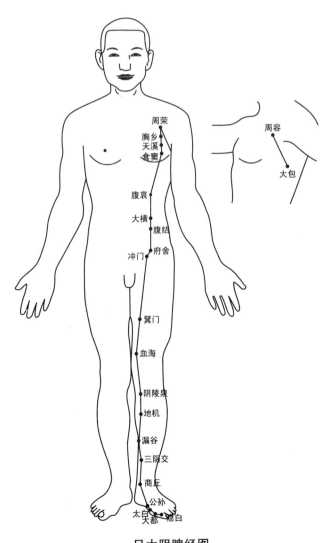

足太阴脾经图

【脾经预防和主治病症】

1. 消化系统疾病：消化不良、泄泻、痢疾、便秘。
2. 妇科疾病：痛经、月经不调、闭经、月经提前或错后、盆腔炎、附件炎。
3. 男科疾病：急慢性前列性腺炎、水肿。
4. 其他疾病：周身不明原因疼痛、关节炎、经脉所经过的肌肉及软组织疾病。

【脾经的常用穴位举例】

经络	穴名	位置	主治
足太阴脾经	隐白穴	大趾内侧趾甲角旁约0.1寸	腹胀，便血，尿血，月经过多，崩漏，癫狂，多梦，惊风
	大都穴	大趾内侧，第一跖趾关节前缘，赤白肉际	腹胀，胃痛，呕吐，泄泻，便秘，热病
	太白穴	第一跖骨小头后缘，赤白肉际	胃痛，腹胀，肠鸣，泄泻，便秘，痔漏，脚气，体重节痛
	公孙穴	第一跖骨基底部的前下缘，赤白肉际	胃痛，呕吐，痢疾，腹痛，泄泻
	商丘穴	内踝前下方凹陷中	腹胀，泄泻，便秘，黄疸，足踝痛
	阴陵泉穴	胫骨内侧踝下缘凹陷中	腹胀，泄泻，小便不利，水肿，月经不调，痛经，遗精

【足太阴脾经穴歌】

二十一穴脾中州，隐白在足大指头，
大都太白公孙盛，商丘三阴交可求，
漏谷地机阴凌穴，血海箕门冲门开，
府舍府结大横排，腹哀食窦连天溪，
胸乡周荣大包随。

【足太阴脾经穴分寸歌】

大指内侧端隐白，节后陷中求大都。
太白内侧核骨下，节后一寸公孙呼。
商邱内踝微前陷，踝上三寸三阴交。
再上三寸漏谷是，膝下五寸地机绕。
膝下内侧阴陵泉，血海膝髌上内廉。
箕门穴在鱼腹上，动脉应手越筋间。
冲门横骨两端动，府舍之下一寸看。
府舍腹结下三寸，腹结大横下寸三。
大横穴出腹哀下，三寸五分平脐看。
上行寸半日月穴，食窦溪下寸六传。
天溪上行一寸六，胸乡周荣亦同然。
外斜渊下三寸许，大包五肋季胁端。

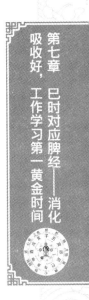

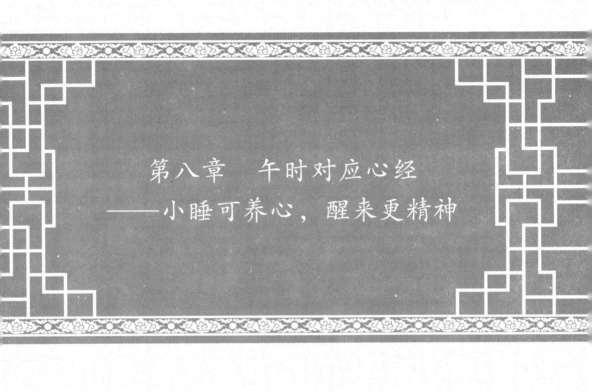

第八章　午时对应心经
——小睡可养心，醒来更精神

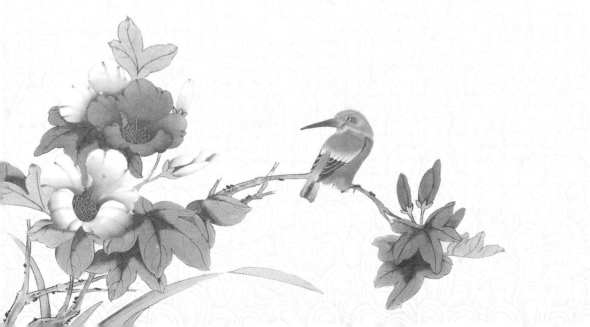

【午时】又称日中，又名日正、中午，是上午11点整至下午13点整。此时是十二时辰的第七个时辰。是众物卧睡唯马独立的时候。

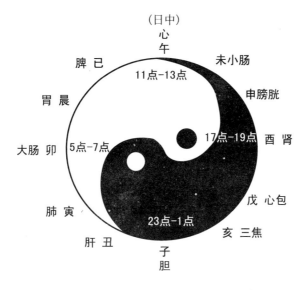

时辰图

【对应经络】手少阴心经，每日午时周身气血俱注于心。本经络属心，络小肠，与肺、脾、肝、肾有联系。

【养生重点】小睡可养心，醒来更精神

午时是心经值班。这个时候大家要注意，心经值班的时候我们要吃午饭、睡午觉，因为按照太极阴阳气化规律，这个时候阳气最旺。《黄帝内经》说，阴是主内的，是主睡觉；阳是主外的，主苏醒。午时是阳气最盛的时候，我们吃完午饭稍事休息继续工作，这个时候也出效率。阳虚的人这个时候就要好好地睡上一觉，最养阳气。那么阳气不虚也不盛，正常的人怎么办呢？我们午时只需休息半小时到一小时，养养我们的心经。

此外，有高血压的人，午时千万不要生气，不要暴饮，以免中风；午时是心经值班，午休后应当喝一杯白开水，以稀释血液保持心脉畅通。

1. 午睡是养心的最好法宝

午时，太阳正好运行到天空的正中央，是地面上阴影最短的时候，也是一天中阳气最盛的时候。

以人体内阳气和阴气的变化来说，阳气是从半夜 12 点时开始萌生，到午时的时候到达顶峰，最为旺盛；午时过后则阴气逐渐盛，子时阴气最为旺盛，所以子、午两个时辰也是人体阴阳交替、气血交换的时候。因此，子、午时刻是人体气血阴阳交替转换的两个临界点，需要我们给予特别的关注。

我们在这个时候采用什么样的养生手段最为适宜呢？按照中医学的传统观点，午时为"合阳"，此时应"少息所以养阳"。此外，"心主血脉"，"心恶热"，而此时正是太阳高照，气温达到最高峰的时候，为了让心脏受到更好的照顾，所以此时小憩最为适宜。

人在午时能休息片刻的话，好处是非常大的，它可以让人一下午乃至晚上精力充沛。

现代医学认为，睡午觉不仅能让大脑和全身各系统都好好休息，还可以有效地帮助人们保持心理平衡，降低心肌梗死和心脑血管病的发病率。据统计，人每天午睡半小时，可减少 30% 患冠心病的可能性。对于高血压患者，午休也极有补益，且也有助于消化。

因此，午睡不仅可以防病保健，也符合养生之道，是延年益寿的良方。当然，午睡时间也不要太长，一般以 30 分钟为宜，最多也不要超过 1 个小时。

【健康提示】

一般中老年人都有午睡的习惯，在中医看来这是很好的养生习惯。而现在更多的年轻人、上班族午休时间很短甚至根本没时间午休，中午能在桌子上趴着歇会儿，就已经算奢侈的了。其实这种做法对健康是很不利的。

在午时，就算没有地方躺下好好睡一会儿，哪怕是静静地坐着，哪怕只有 10 分钟的时间，也应该尽量闭上眼睛休息一会儿，养一养自己。

2. 静养生和慢养生最能保养心气

"气"对我们的生命来说有着重要意义。而在人体所有气之中，最重要的就要保护你的五脏之气。保养我们的气，最重要的是我们要合理的爱护我们的器官、要心疼它。如果你过度地运用它，它亢奋以后，必然会衰竭，那么它最后就给你罢工了。

五脏之气中，心气最重要，我们一定要养护好我们的心气。现代社会 40 岁左右就猝死的事常有发生，是什么原因造成的呢？简单地说就是心气不够。

很多中年人到了 40 岁以后，就觉得心气不足。心气不足有什么表现呢？就是话说多一点、稍微劳累一点，就觉得心慌，气不够用。30 岁之前这种现象很少发生，但进入 40 岁以后，便常常有人觉得气不够用，这里的气就是"心气"。

说话多了心慌，动多了心慌，这是心气虚的一个信号，这时就要注意保养你的心气了。保养心气要注意多进行些慢养生和静养生。

什么是慢养生呢？慢养生就是慢用恼、慢动作、慢吃、慢睡、慢说话、慢做家务、慢散步……总之，一切都应慢节奏。然后达到慢心跳、慢呼吸、慢消耗，进入慢节奏的生命状态，最终达到慢衰老。

上班时，人们都进入了快节奏的生命状态，不快，就要在竞争中被淘汰，这是必然的。但是，下班回家后，紧绷着的生命之弦就应该放松。这样，白天紧、晚上松，生命之弦才能保持弹性而不致被折断。不上班的人在一天之中、一月之内、一年之中，也应安排好快慢节奏，有张有弛，才能让生命之弦有弹性。只有慢下来，才能静得下来，静了才能慢；慢下来，体温才能降得下来；静下来，心跳、呼吸才能慢下来；心跳、呼吸慢下来，生命活动才能节约能量消耗，达到保护阳气和阴精、延缓衰老的目的。

上班时，要节奏慢得下来，首先要心先慢，也就是要神先慢，只有心先慢下来，生命的节奏才可能慢得下来。试想，一个成天心急火燎的人，一个急性子的人，他的心慢不下来，呼吸能慢得下来吗？心跳能慢得下来吗？

所以，心该慢的时候一定要放慢；心急时，心跳、呼吸都会加速有些时候，就是要放心，只有放心，才可能安心、养心。

什么是又是静养生呢？静养生包括静坐、静立、各种静功。静养能降低阳气及阴精的消耗，能保护人体的阳气不外泄。研究表明，寿命与呼吸频率成反比：呼吸频率愈慢，寿命愈长。龟每分钟只呼吸 1～4 次，寿命可达几百年，甚至上千年；人每分钟呼吸多达 12～20 次，寿命仅几十年。说明保养、节能、减少消耗是养生长寿的一个重要方面。

我们可以在每天下班回家后或晚上睡前 5 分钟可练练短时间的静养功，以排除各种杂念，可采用坐式、卧式或立式，也可在散步时做。

方法是：全身自然放松，两眼微闭，舌顶上腭，目视鼻尖，意念定于下丹田（脐下 3 寸），然后做深长而缓慢的呼吸即可。可以想象一件美好的事情，也可以让大脑呈现空白，意念可定于下丹田。

另外，养心气还可以服用一些养心的药。治疗气虚最好的就是参类，人参也好，丹参也好，太子参也好，生条参也好，各种参都可以。用西洋参或者人参 3 克，再加上 5 克肉桂冲服，对心脏有很好的养护作用。

【健康提示】

中医理论认为，人与自然和谐统一，健康的生活应当适应自然规律，在饮食方面要因人、因地、因时膳食。夏季南方多为梅雨季节，因而要多吃健脾燥湿的食物，如薏米；北方气候干燥，就应注意养肺润燥，多吃百合等食物。

3. 压力大的上班族一定要多养心神

中医认为，心藏神，心为神明之官，它包括着心脏和精神、脑力，以及与心相关的其他脏腑组织。对一个人来说，一个人心主神志的生理功能正常，则神志清明、思维敏捷、精力充沛；如果心主神志功能失调，就会出现失眠、多梦、神志不宁，或者反应迟钝、健忘、精神不振甚至昏迷等现象。

在生活中，当精神紧张、思虑过度或受到惊吓时，往往会出现心神不宁甚至悸动不安的情况，有时还会有失眠、多梦等症状。之所以会有这些神经功能紊乱症状发生，从根本上来说，都是由于心内所藏之"神"不足所致。

所以平时我们在日常生活中，首先要养护我们的心神，只有把这个

"君王"稳住了，其他脏腑就好管理了，正所谓"主明则下安"，"主不明则十二官危"。

人生在世，有数不清的幸福和快乐。与之相比、也有许多忧愁与烦恼。如今生活节奏加快，很多上班族都处于紧张的精神状态中，于是各种"现代病"直线上升。究其原因，无一不是与紧张、烦恼有关。那么，上班族平时如何来养心神呢？

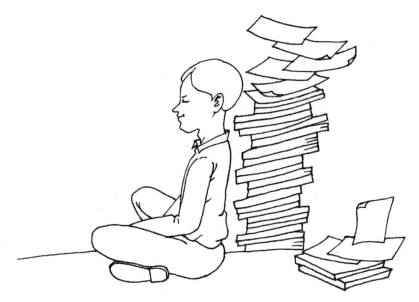

医学研究表明，情绪与健康二者紧密相连。凡情绪乐观开朗的人，可使其内脏功能健康运转，增强对外来病邪的抵抗，同时在平静的情绪状态下，方可从事持续的智力活动。因此，古人的养生之道之一，便是宁心养神。

宁心养神便是清心寡欲，以一种崇高的宽容，使世间一切无谓的烦恼，豁然冰释，使人对功名利禄等身外之物一无牵挂，进入一种高超的心灵状态。

宁养心神要以循行自然的规律为动向。人在自然界里生活，形神都与大自然息息相通，顺从自然而行，则清静而正；反之，违背自然规律、志气横行、心猿意马，人体脏腑功能就会紊乱、折寿。

养心神还要注意适寒温、慎起居、保持身体健康，配之以导引、吐纳等方法，使气机通畅，血脉调和，则效果更佳。

【健康提示】

上班族平时压力大时，最好学会自己排遣一般的烦恼。特别是工作堆积如山，精神紧张烦恼时，不妨留出一点时间，让自己独自静坐一会；或是做做深呼吸放松一下，甚至可以换换环境，把生活安排得丰富多彩一些。

4. 心的问题可从多方面看出来

《黄帝内经》这样概况了"心"——"心藏神"，"心主身之血脉"，"心者，其华在面"，"舌者，心之官也"。这表明心与神志、舌、脉、面都是一家，心是主宰。所以，当我们这些地方出了问题一定要先考虑是不是心脏有问题了。

心主血脉的生理功能是否正常，其外在表现主要是脉象、面色、舌色以及心胸部的感觉等方面。

面色红润光泽，舌色红活荣润，表明脉象和缓有力，心主血脉的生理功能正常；如果心气不足，血液循环机能不好，则脉象、面色、舌象等会出现异常现象，心胸部也会出现异常感觉。面色没有光泽，舌质淡胖，脉象无力，心悸怔忡，胸闷气短，多为心气虚损。面色晦滞，舌色紫暗，脉象沉涩或脉律不齐，心前区憋闷疼痛，多为心脉痹阻。心火充盛（属实火）或心阴亏损（属虚火），可使心搏加快，脉道扩张，会出现面红、舌红、脉数以及心胸烦热等症状。

除此之外，舌头不灵活了，也要检查心脑。因为心开窍于舌，心脑有病，可先反映在舌头上面，比如出现舌不灵、舌麻等。反之，平时舌的保健对心也有一定的好处，闲时我们可以做舌保健功。方法是：闭目养神数分钟后，做伸缩、左右摆动及在口腔内做逆时针画圆各10次。然后搅拌舌下廉泉穴的津液徐徐咽下，收功。舌保健功的目的是通过舌对心的良性刺激，促进心的功能保持良好的状态。

在生活中，我们还会见到有人大量出汗，这就要先考虑心。因为汗为心之液，和血汗同源，大汗可亡心阳，也可亡心阴。中医认为，动汗为贵，但是动汗以微汗为宜，不要大量出汗；心气虚、心阳不足的人，更应避免大汗以致心气暴脱而出事。

【健康提示】

心经是人的生死命脉。如果一个人的心经发生病变，就会产生各种疾病。心脏病的典型症状是胸痛、走路易喘、心跳异常及浮肿等。有时过热、贫血、甲状腺功能亢进等也会引起心跳异常，出现头晕、眼花。除表现出上述症状外，还伴有喉咙干燥、头痛、心痛、口渴、胸胁痛和上肢前内侧本脉过处发冷、疼痛、手掌热痛等症状。因此，有了这些问题一定要及时就医。

5. 别让坏脾气坏了好心情

古人所提倡"和喜怒而安居处，节阴阳而调刚柔"，这可以说是保养心脏的一个座右铭。经常动怒对人的心脏有明显的负面影响，有时，这种影响其至比吸烟、超重以及高胆固醇对心脏产生的损伤更可怕。

美国的研究人员曾对700多名年龄在40岁以上的男士进行了5年的跟踪调查，尤其对于生气次数多少是否直接导致心脏疾病的发生进行了专门的测试。结果，其中接近6%的人平时很容易生气，这5年中，他们都因为生气至少得过一次心脏病。

我们前面说过怒会伤肝，其实暴怒一样也会伤心，会导致心气涣散，出现一系列心气不足的症状，如心悸、乏力、胸闷气短、脉结代等症状。严重者则会出现冷汗不止，四肢不温，脉微欲绝及心悸、胸闷、胸痛等心阳欲脱的症状。此种变化类似于冠心病失常、心源性休克等。相反，怒则气逆，气的运行受阻。气为血之帅，气行则血行，气滞则血淤，气滞血淤的结局是不通则痛。大怒导致的一系列反应，类似于冠心病心绞痛或急性心肌梗死等。

情志平和，则气血宜畅，神明健旺，思考敏捷，对外界信息的反应灵敏正常。那么，我们如何克服爱发脾气的毛病？

（1）现在做起

现实生活中，一些人常常说："我过去经常发火，自从得了心脏病我才认识到，任何事情都不值得大动肝火。"请不要等到患上心脏病的时候才想到不要发火，要想克服爱发脾气的小毛病，就从现在做起吧。

（2）反应得体

当遇不平之事时，任何正常人都会怒火中烧，但是无论遇到什么事情，都应该心平气和，冷静地、不抱成见地让对方明白他的言行之所以错，而不应该迅速地做出不恰当地回击，从而剥夺了对方承认错误的机会。

（3）推己及人

凡事将心比心，就事论事，如果任何时候，你都能站在对方的角度来看问题，那么，你会觉得很多时候没有理由迁怒于他人，自己的气也就自然消失了。

（4）意识控制

当愤愤不已的情绪将爆发时，要用意识控制自己，提醒自己应当保持理性，还可进行自我暗示："别发火，发火伤身体"，有涵养的人一般能做到控制。

（5）承认自我

勇于承认自己爱发脾气，以求得他人帮助。如果周围人经常提醒，监督你，那么你的目标一定会达到。

（6）宽容大度

对人不斤斤计较，不要打击报复，当你学会宽容时，爱发脾气的毛病也就自然消失了。

【健康提示】

生病并不是一朝一夕所形成的，它和人们的思维方式有密切的关系。很多人在产生不合实际的念头时，其实就给身体留下了隐患，可自己往往不能察觉，继续意气用事。一旦疼痛或不舒服了，才明白自己生病了。因此，保持心理健康是一个长期的过程。

6. 想有好心情就要多按摩心经

手少阴心经起着维护心脏功能的作用，它可以说是人体的生死命脉。

心主神志，也就是说人的情绪的好坏会和心经产生直接的联系。心经的穴位中有不少穴位，都可以起到调节神志、缓解情绪的作用。

（1）极泉穴——宁心安神、解郁止惊的心痛要穴

适量轻按极泉穴也可以改善心脏不适症状。极泉穴位于腋窝顶点、腋动脉搏动处。将右手四指放在左侧胸大肌外侧，拇指置按胸大肌内侧，再用食、中指自然轻轻地点按在腋下极泉穴；边做捏拿胸大肌，边用食指、中指轻轻点揉极泉穴，反复操作10次；然后再换手同法操作。常按摩此穴有宁心安神、解郁止惊的功效。

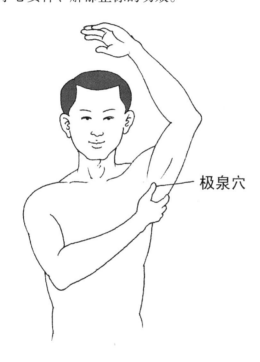

极泉穴

（2）少府穴——制怒奇穴，愤怒的时候多按压

握拳时，当小指尖处就是少府穴。当你发怒冲动时，可用左手或右手的拇指按压在掌侧少府穴，以鼻深吸气，用口缓缓呼出。呼气时掐压少府穴6~8下，然后吸气，待呼气时，再掐压6~8下，如此反复操作

189

3 遍，可达到制怒的目的。

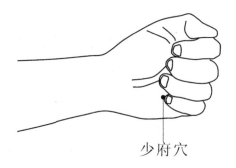

少府穴

少府穴

（3）神门穴——养心安神第一穴

正坐伸手，掌心向面部，屈肘向上约45度，在无名指与小指往下延伸到手腕交界处，即腕横纹尺侧端，尺侧腕屈肌腱的桡凹陷处即是此穴。

神门穴是人体精气神的进入之处，因此是治疗心脏疾病的重要穴位，按压此穴，能够有效治疗心悸、心绞痛、多梦、心烦等疾患，具有宁神、养心的功效。

（4）少冲穴——安神要穴，可以摆脱焦虑不安的情绪

位于左右手部，小指指甲下缘，靠无名指侧的边缘处。只要你能经常按摩中少冲穴，可以摆脱焦虑不安的情绪。刺激的方法是用手指按压穴位的两侧和连续按摩。如果左右两手都感觉疼痛，可先刺激痛得较厉害的那只手。

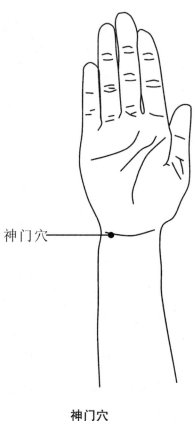

神门穴

神门穴

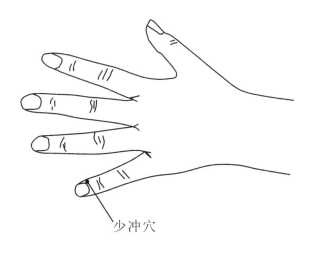

少冲穴

少冲穴

（5）通里穴——清心安神穴，有助于缓解心脏问题

位于掌后尺侧屈肌腱的桡侧缘，腕横纹上 1 寸处。经常按摩通里穴具有清心宁神的作用，且有助于缓解神经性心悸、心动过速、心律不齐、神经衰弱等病。可借助他人帮助，用手拇指端和其余四指相对，捏拿左右侧通里穴各 36 次，一般捏拿 3～5 遍即可。

（6）阴郄穴——通经安神穴，辅助治疗上肢瘫痪及头痛、失眠症

在前臂掌侧，当尺侧腕屈肌腱的桡侧缘，腕横纹上 0.5 寸处。按摩此穴可疏通经络，安神，可辅助治疗上肢瘫痪，头痛，失眠等病症。用拇指和食指的螺纹面分抵小指末节的掌背两侧，以腕部或前臂发力、叩点在于少阴心经阴郄穴上。

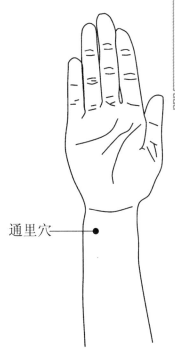

通里穴

通里穴

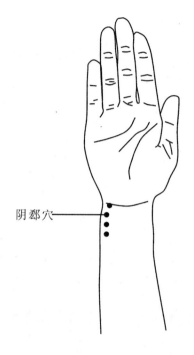

阴郄穴

【健康提示】

　　我们什么时候按摩心经穴位最好呢？当然是在午时最好，因为此时是心经值班，阳气最盛，此时按摩心经，可以鼓舞心气，从而达到畅通气血的目的；按摩后再午睡片刻，效果会更好。

7. 养心关键在夏季

　　一年四季365天，都是需要我们养心的日子，但是在夏天更要注意养心，老年人更应如此。为什么这么说呢？这是因为，一年四季中，夏天属火，火气通于心，火性为阳，阳主动。加之心为火脏，两火相逢，所以心神易受扰动而不安，出现心神不宁，引起心烦；心烦就会使心跳加快，心跳加快就会加重心的负担。因此，夏天重点要养心。

夏季如何养心呢？具体来说，要注意以下几点：

第一，要清心寡欲。少一分贪念，就会少一分心烦。老年人要善于调节心情，尤其不能大喜大悲。

第二，夏天要多闭目养神。有空就闭目养神，闭目可帮助老人排除杂念。

第三，夏天要多静坐。静则神安，哪怕5分钟都可见效。每天老年人应在树荫下或屋内静坐，15~30分钟即可；也可听悠扬的音乐、看优美的图画，或去钓鱼、打太极拳。

第四，夏天要心慢。夏天天气炎热，血液循环加速，心脏容易负担过重，所以夏天要慢养心，不能劳累。只有心先慢下来，呼吸才慢得下来。休息时要减慢生活节奏，使心跳减慢、呼吸频率降低，生命活动的节奏慢下来，心脏才能得到休息。

第五，夏天要多乘凉，少出汗。夏天出汗多，汗为心之液，血汗同源，汗多易伤心之阴阳。加之夏天温度高，体表的血量分布多，这样容易导致老年人出现心脑缺血的症状。而且，夏天出汗多，易导致血液黏稠度增高。所以夏天要降低活动强度，避免过度出汗，并适当喝一点淡盐水。但是，该出汗时则要出汗，老年人也不能闭汗，在房间里开空调的时间不能过长。

【健康提示】

立夏节气常常衣单被薄，即使体健之人也要谨防外感，一旦患病不可轻易运用发汗的药剂，以免汗多伤心。老年人更要注意避免气血淤滞，以防心脏病的发作。

8. 易患心病的离卦人养生之道

　　离卦在象数中属火，其义理代表了丽，象征了太阳和火，所以说这类人的火气非常重。如《易经·说卦》所说"离为火，为日"，《易经·离卦》说："离，丽也，日月丽乎天。"也就是说，离为日，坎为月，其禀性可见矣。

　　离卦人多阳少阴，也可以说他们是太阳之人，这类人的阳气很旺，

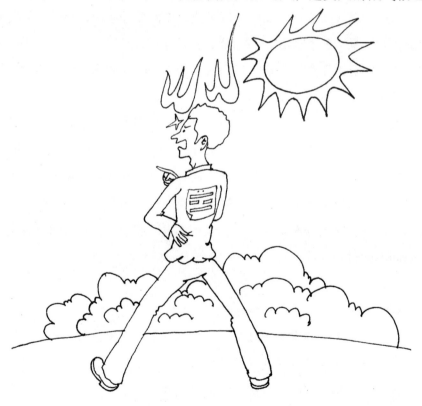

离卦人

也就是火气旺。所以他们的外形特征往往是面色偏红，头偏小，但是他们最大的一个特点就是眼睛非常厉害。这是因为在八卦中，离卦是在眼睛，因此离卦人是眼睛很厉害，看什么东西只要他一扫，心里就全明白了。通常离卦人的思维是非常快的，就像闪电般，是爆发式的。他们善于创新，什么事情总是想在前、做在前。但是这类人的缺点也十分明显，易出现自大浮夸，骄傲好斗，野心勃勃。

从部位看，离卦对应的人体部位，主要包括心（包括神经、脑）、眼睛；此型人易患心系病如冠心病、动脉硬化，火能动风伤血又易得脑出血等，还易患火热灼津实证如疮疡、火证，以及躁狂症及眼科疾病等。

离卦人如何养生呢？

离火之人的养生要注意静养生，要少生气、多安静，少吃动火的东西，少喝酒，平时不要轻易动火，也不要食用过于辛燥的食物，以此来维持体内水火阴阳的平和。

【健康提示】

生活中，我们发现，医院里脑出血的病人大部分都是性子急的离卦人，这类人平常也是火体热体，爱生气，而且一生气就控制不了，容易造成气上到脑，导致脑出血。因此，这类人一旦患了高血压，就更要注意脑中风。

9. 喜伤心，恐胜喜

喜为心志。也就是说，心能表达人的喜悦之情。心能主血，喜悦是心情开朗、精神愉悦的一种表现形式，能使气血调和，食欲增加。但过度的喜，即突如其来的惊喜或过分的大喜，反而会伤心。《素问·阴阳应象大论》中说："喜伤心。"即过度喜悦会伤心。

心主神明，心是情志思维活动的中枢，超乎常态的"喜"，会导致精神异常、思维混乱，还很容易诱发高血压、心脏病等。这种因过喜而引起的意外，在日常生活中是时有出现的。特别是像一些家庭聚会，一家人聚在一起自然是非常高兴的事情，一顿丰盛的聚餐也是必不可少的。但是如不注意节制，就会对心不好。

首先，正如刚才所说，喜则气缓，易使心气涣散。其次，过量饮食会导致消化负担过重，这也会引起"子盗母气"的问题。子是指脾胃，母则指心。所谓"子盗母气"，就是说由于脾胃消化负担过重，导致脾胃气不足而借调心之气来帮助消化食物。这样就更加重了心气涣散。人体的心气过度消耗，很容易使心脏出现问题，引发心脏疾病。

我们都知道"范进中举"的故事：范进中了举人之后太高兴了，然后他就发狂了，这就是典型的"喜伤心"。那么如何处理呢？就是"恐胜喜"，什么意思？就是他最怕谁，最恐惧的是谁，就让谁来打他两巴掌。结果范进被他岳父打醒了，他的病就好了。

其实这个原理也很简单，喜是属于心经的，心属火，而水克火，肾属水，而与其相对应的七情就是恐，那就只能是恐胜喜，也就是用肾水来克心火。

【健康提示】

每年的秋冬季是为心肌梗死的高发时期，此时不妨试试多吃点姜，或喝碗热姜汤，对心脏有很好的保健作用。中医认为，生姜性温而味辛，能通血脉，降血脂。

姜的吃法很多，例如吃姜粥，炒菜热油时放点姜丝，炖肉、煎鱼加姜片，制作水饺、馄饨馅时加点姜末，既能使味道鲜美，又有助于醒胃开脾，提神，促进食欲，帮助消化和有助胃肠对营养成分的吸收。

当然，生姜虽好，但也不能吃过量。过多食用生姜会导致多种不适症状。由于生姜中含有大量姜辣素，如果空腹食用，或者一次性吃得太多，会引起口干、喉痛、便秘、虚火上升等诸多症状。

杨教授在线养生问答

问：请问有心脏病的人如何锻炼呢？

答：心脏病患者大多有这样一些想法：得知自己患病后，便有意识地减少活动，甚至只在家静养；有的则加大运动量，希望对病情有所帮助。事实上，对心脏病患者来说，每个人的体质、病情、生活方式、心理状态不尽相同。因此，锻炼不能一概而论。

每个人的体质、病情、生活方式、心理状态不尽相同，因此，心脏不好的人不仅应该考虑哪些运动对心脏有好处，还要考虑什么样的运动适合自己，并"设计"适合自己的运动方案。此外，还应根据个人身体状况来确定长期的运动计划。

在运动时也要斟酌当天的身体情况，不能勉强运动；运动时要避免情绪激动或紧张，一旦出现眩晕、气促等状况应立刻停止锻炼，休息调整，若有更多不适反应得立刻到医院就诊；运动的时间应从短到长，循序渐进；运动后应好好休息，不要立刻吸烟或洗热水澡，以免诱发心脏意外。

还有一点是反复强调过的，心脏不好的人不要在清晨和上午锻炼，最好选择下午和傍晚，避开冠心病和脑出血发作的最危险时刻。运动的长短控制在半小时到 1 小时为宜。

问：我的老公有心脏病，平时又爱运动，每次运动时我都是提心吊胆的，总怕出问题。请问一旦发生危险如何急救呢？

答：患有心脏病的人锻炼强度过大，有时可能会引发心力衰竭。主要表现为急性呼吸呼吸困难，首先要让病人安静，减少恐惧躁动。有条件的马上吸氧，松开领扣、裤带，让病人平卧，两下肢随床沿下垂，必要时可用胶带轮流结扎四肢。每一肢结扎 5 分钟，然后放松 5 分钟，以减少心血量，减少心脏负担。同时，立即送病人去医院进行抢救。

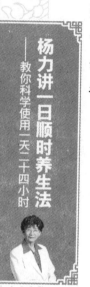

附录 7

【心经的行经路线】

手少阴心经，起于极泉穴、止于少冲穴，左右各 9 穴。本经循行路线为：

手少阴心经起于心中，出来属于心系（指心脏与其他脏器相联系的脉络），向下通过横膈至任脉的下脘穴附近，络小肠。

心系向上有一分支，从心系上行，夹咽喉，经颈、颜面深部联系于"目系"（目系，又名眼系、目本，是眼球内连于脑的脉络）。

心系直行有一分支，复从心系，上行于肺部，再向下出于腋窝下（极泉穴），沿上臂内侧后缘，行于手太阴、手厥阴经之后，下向肘内

（少海穴），沿前臂内侧后缘至腕部尺侧（神门穴），进入掌内后缘（少府穴），沿小指的桡侧出于末端（少冲穴），交于手太阳小肠经。

【手少阴心经图】

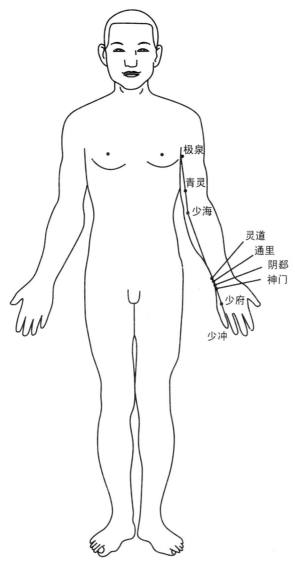

极泉
青灵
少海
灵道
通里
阴郄
神门
少府
少冲

手少阴心经图

【心经预防和主治病症】

1. 心血管疾病：冠心病、心绞痛、心动过缓、心动过速、心肌缺血、心慌。

2. 神经及精神疾病：失眠健忘、神经衰弱、精神分裂、癫痫、神经功能症。

3. 其他疾病：经脉所过的肌肉痛、肋间神经痛。

【心经的常用穴位举例】

经络	穴名	位置	主治
手少阴心经	少海穴	屈肘，当肘横纹内端与肱骨内上髁连线的中点	心痛，肘臂挛痛，瘰疬，头项痛，腋胁痛
	灵道穴	腕横纹上1.5寸，尺侧腕屈肌腱的桡侧	心痛，瘈疭，暴喑，肘臂挛痛
	通里穴	腕横纹上1寸，尺侧腕屈肌腱的桡侧	心悸，怔忡，暴喑，舌强不语，腕臂痛
	阴郄穴	腕横纹上0.5寸，尺侧腕屈肌腱的桡侧	心痛，惊悸，骨蒸盗汗，吐血，暴喑，衄血
	神门穴	腕横纹尺侧端，尺侧腕屈肌腱的桡侧凹陷中	心痛，心烦，惊悸，怔忡，健忘，失眠，癫狂病，胸胁痛
	少府穴	第四、第五掌骨之间，握拳，当小指端与无名指端之间	心悸，胸痛，小便不利，遗尿，阴痒痛，小指挛痛
	少冲穴	小指桡侧指甲角旁约0.1寸	心悸，心痛，胸胁痛，癫狂，热病，昏迷

【手少阴心经穴歌】

九穴午时手少阴，极泉青灵少海深，
灵道通里阴郄随，神门少府少冲寻。

【手少阴心经经穴分寸歌】

少阴心起极泉中，腋下筋间动引胸。
青灵肘上三寸觅，少海肘后五分充。
灵道掌后一寸半，通里腕后一寸同。
阴郄去腕五分的，神门掌后锐骨逢。
少府小指本节末，小指内侧是少冲。

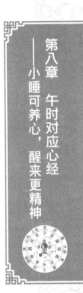

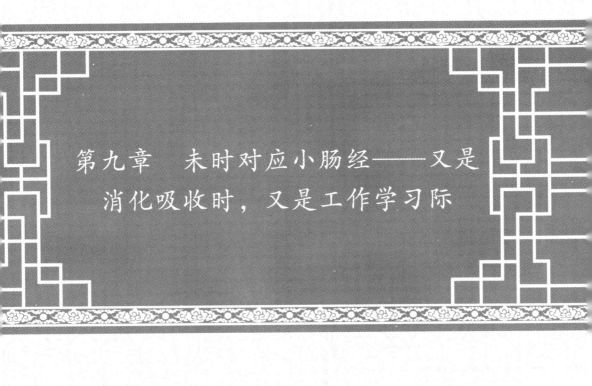

第九章 未时对应小肠经——又是消化吸收时，又是工作学习际

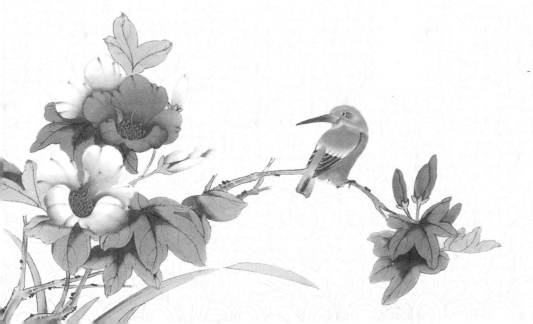

【未时】又称日昳，又名日跌、日央，即下午 13 点整至 15 点整。此时是十二个时辰的第八个时辰。是羊出圈吃草的时候。

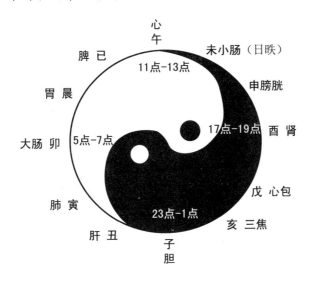

时辰图

【对应经络】手太阳小肠经，每日未时周身气血俱注于小肠。本经络属小肠，络心，与胃有联系。

【养生重点】又是消化吸收时，又是工作学习际

未时，周身气血流注人体的小肠经，此时是小肠经当令之时。小肠分清浊，把水液归于膀胱，糟粕送入大肠，精华输送于脾。小肠经在未时对人一天的营养进行调整，所以午餐一定要在 1 点前吃完，有利于营养吸收。

这个时候阳气渐减，阴气渐长，但总体而言阳气仍盛，这时血黏稠度较高，应喝一杯绿茶以稀释。当然，此时也是一天中工作、学习的第二个黄金时间。

1. 小肠是食物消化吸收的主要场所

小肠在体内位于腹中，上接幽门，中连胃部，下接阑门，与大肠相通，是一个较长的管状器官。小肠与心借助经脉相互连结，互为表里。《素问·灵兰秘典论》说："小肠者，受盛之官，化物出焉。"这说明小肠是体内食物消化吸收的主要场所。

胃中初步消化的饮食物都由小肠接受，并停留一定的时间，以利于进一步地消化吸收，然后缓慢下输，输入大肠。如果小肠"受盛"功能运转不灵，传化阻滞，那么体内的气机就会因失于通调的缘故，滞而为痛，出现腹部疼痛的症状。同时，如果小肠的消化吸收能力失常的话，也会导致消化不良、吸收障碍等，具体表现为腹胀、腹泻、便溏等症状。

在中医上，小肠被认为起着"泌清别浊"的作用。泌，指的是分泌；别，即分开、分离；清，指水谷之精微，即具有营养作用的物质；浊，即消化吸收后的代谢产物。

小肠的"泌别清浊"功能有三个方面：一是将小肠消化后的食物分为清、浊两个部分；二是将水谷精微吸收，把糟粕部分排入大肠；三是小肠在吸收水谷精微的同时也吸收了大量的水液并将无用水液泌渗入膀胱而为尿。

从这些我们可以看出，小肠在食物的消化过程中，起着十分重要的作用。如果小肠出现问题的话，不但会引起消化功能失常，产生腹胀、腹痛等症状，还可能会影响到大小便的排泄，如小便短少，大便稀溏等。因此，要想保证食物较好的消化吸收，就要照顾好我们的小肠。

【健康提示】

吃麻辣火锅或喝酒最容易损害肠道，因此我们最好先吃一点保护肠道的饮品，如牛奶、豆浆、玉米粥等。此外，吃麻辣火锅或是喝酒太多时，要早点吃清肠的中药排一排毒。

2. 吃好午餐才能照顾好我们的小肠

要保养好小肠，平时要从饮食上入手。通常情况下，在下午 13～15 点的未时是保养小肠最佳时段。因此，午餐一定要在下午 13 点之前吃完，这样到了小肠经当令的时间就可以最大化地吸收食物的营养。

一顿午餐的好坏，直接牵涉到一个人的身体健康和工作效率，千万马虎不得。午餐不仅要为身体补热量，还要为大脑补能量：如果想总是神采奕奕，工作效率一流，就需要为自己制定一份理想的午餐。若把人体一日内需要的热能和营养素合理地分配到一日三餐中去，那么，午餐就占据了全天营养供给的 40%，只有这样才能满足人体的生理状况和工作需要。

以下是吃午餐的几项原则：

（1）不要只吃面食

中午如果仅仅吃一碗牛肉面，其中蛋白质、脂肪、碳水化合物等三大营养素的摄入量是不够的，尤其是一些矿物质、维生素等营养素更是缺乏。再说，由于面食会很快被身体吸收利用，饱的快也饿得快，很容易产生饥饿感，对于下午下班晚，或者下午工作强度大的人来说，它们所能提供的热量是绝对不够的。

（2）不要喝酒

对于上班一族来说，中午千万不要喝酒，否则肯定会影响下午的工作效率，而且还将严重影响工作质量。因为酒的主要成分是酒精，它对人的大脑有强烈的麻痹作用。如果一次饮用较多的酒，会使人的意识在很长一段时间内处于混乱状态，从而无法控制自己的情绪和行为。

（3）辣椒食用不要过量

现在最火的菜系要属川菜和湘菜了，麻辣鲜香，怎么吃怎么对味，即使被辣得涕泪横流，也有那么一群人是舍命为美食的！麻辣自然脱不了辣椒，但是辣椒有其双面性，有好也有坏。好的一面就是辣椒中含有充足的维生素 C，含有丰富的纤维，热量较低，而且辣椒中还含有人体容易吸收的胡萝卜素，对经常面对电脑屏幕的白领的视力有好处。适量吃一些辣椒还能开胃，有利于消化吸收。但辣椒不能吃得过量，太辣的食品对于经常胃溃疡的人就不合适，对口腔和食管也会造成刺激。吃得太多，容易令食道发热，破坏味蕾细胞，导致味觉丧失。

（4）不要吃饭过快

上班族中午休息时间很短，一般只有一个小时。为了充分利用这一小时，一些上班族在吃午餐时速战速决，为的是留出休息的时间。这是一个很不好的习惯。吃饭求速度不利于肌体对食物营养的消化吸收，又加重了胃肠道的"加工"负担。另外，还会减缓胃肠道对食物营养的消化吸收过程，从而影响到下午脑力或体力工作能力的正常发挥。

（5）午餐不要过饱

人们常说"早吃好，午吃饱，晚吃少"，其实午餐也要吃得过饱。吃了太多的食物，会使脑部的血液转到消化道去，令人昏头昏脑，影响下午的工作。

【健康提示】

生活中，很多女性朋友不吃午餐或者少吃主食，认为不摄入碳水化合物就可以起到减肥的作用。但长此以往,不但会引起营养失衡,还可导致免疫力下降,容易感冒、过敏、皮肤感染等。

此外,我们在吃午饭时,应将公事和烦恼暂时丢开,全心全意进食,细嚼慢咽,专心享受美味;饭前饭后洗手,饭后散步。

3. 小肠经上的穴位可解决很多肩肘病

小肠经上的穴位可以解决很多肩肘上的病:

(1) 肩贞穴——肩痛要穴

此穴位于肩关节后下方,臂内收时,腋后纹头上 1 寸处。由于此穴位于肩后部下方,只有中指才能触摸到。按揉时手掌需越过肩外侧,用中指螺纹面作顺时针方向的按揉,以局部酸胀为宜,按揉时可兼用指下

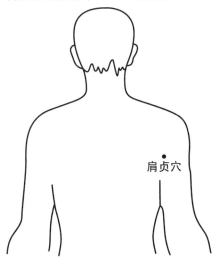

肩贞穴

拨揉手法。每分钟按摩 80～100 次左右，按摩 2～3 分钟。按揉肩贞穴可治疗肩后部疼痛、肩关节周围软组织劳损等症。

（2）少泽穴——急救醒脑穴

此穴位于小指尺侧指甲角旁 0.1 寸处。手压少泽穴可治疗打嗝。用拇指指甲按压少泽穴至局部出现疼痛感，或以按摩方式按压效果更好，重症病人可双侧同时进行。一般半分钟能见效，按压 1～3 分钟即可中止发作。

女性朋友日常闲暇时，可以自己来刺激一下身体的少泽穴，这个动作很简单，即：用拇指和食指捻揉（或一捏一松）对侧的小指，刺激小肠经的少泽穴。并且这样做的同时还能刺激手少阴心经的少冲穴，能使心经内的气血充沛。

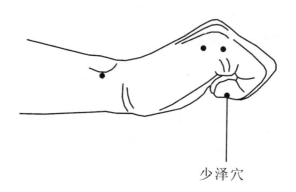

少泽穴

少泽穴

（3）曲垣穴——肩痛要穴

此穴在背部左右肩胛骨内上侧，可以让家人来帮助按摩。按摩时，取坐位，屈肘，两手交叉抱于对侧上臂。家人站其侧，将一手拇指置于患侧肩胛冈上方的曲垣穴处，其余四指置肩上，用拇指揉 3～5 分钟后，持续按压曲垣穴 1 分钟，以皮肤局部出现微红为度。

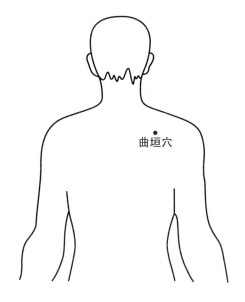

曲垣穴

（4）小海穴——肘痛要穴

此穴在肘关节有一个像鹰嘴的地方，一拨就像麻筋一样，麻感往下走，有的还往上走。小海穴可以治一些关节炎，像肩关节不舒服，颈椎病引起的手指发麻，都可以通过按摩它来缓解不适感。用一手的食指或中指指端着力，附着在另一手的小海穴上，持续或顿挫用力按压1分钟左右。

（5）养老穴——明目健手穴

此穴位于前臂背面尺侧，当尺骨小头近端桡侧凹陷中。常做点按揉养老穴法，可舒筋活络，明目，消炎止痛，治疗肩、背、肘、臂酸痛等症。按摩时，以一手中指指头端点按揉另一手养老穴，可左右手适当交替进行操作。

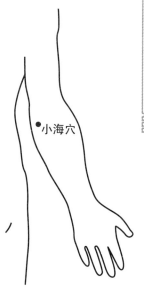

小海穴

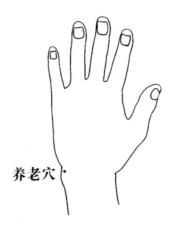

养老穴

养老穴

（6）天宗穴——肩痛穴

此穴位于肩胛骨冈下窝中央凹陷处，约肩胛冈下缘与肩胛下角之间的上1/3折点处。每天按摩天宗穴，对消除手脚酸痛、肩背腰的疼痛均有疗效。

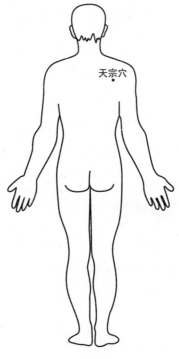

天宗穴

天宗穴

【健康提示】

小肠经实证时，如颈肿、颈部至耳后疼痛、转头困难、后肩胛至臂外后侧疼痛、身体燥热容易出汗、下腹部胀气或疼痛等，可在未时，用针刺后溪穴，会有意想不到的功效。当然，针刺最好找专业的针灸医生来进行。

4. 电脑族午后上班要多爱护眼睛

如今，电脑已成为人们工作与生活中不可缺少的一部分。有的人一到电脑前面，不管是上网聊天、玩游戏或是处理公文，常常一坐就是好几个小时；再加上冷气房里的空调，常常使眼睛不自觉的干涩、发红。如果经常这样疲劳不加改善的话，眼睛就会出现黑眼圈、白眼球布满血丝等问题，天长日久还会造成视力减退、视神经不协调等问题。特别是在 IT 行业工作的人，"视疲劳"基本已成为一种新的职业病。此外，由于距离电脑荧光屏太近或姿势不正确，也会使眼睛比较容易受到伤害。

每天的未时是工作和学习的黄金时间，但是由于已经工作了一上午，这时的眼睛也是最累的时候。怎么办呢？为了保护好我们的眼睛，可以试一下以下几点的办法。

（1）保持正确的坐姿

背部要贴近座椅靠背，双手放在键盘上，不要弯起腰来工作。显示器与眼睛的距离至少要在 50 厘米以上，显示器的位置应在视线以下 10 度到 20 度之间。这是因为人眼习惯向斜下方看东西，如果人眼视线向上看，眼球暴露在空气中上面积会增大，长时间正视容易导致眼睛干涩。

（2）创造良好的环境

办公环境要保持通风和湿润，若环境干燥或长期使用空调，都会使眼睛里的水分蒸发得更快，从而使整个眼球干燥无光，角膜上皮角化。办公环境周围的光线要柔和，不要在黑暗中事件电脑，更不可在强光下工作，以免增加眼睛的负担。

（3）选用新型显示器

如果条件许可的话，可以选用最新一代的液晶平板显示器。新型显示器一般都具有高频扫描、防眩光、防静电和低辐射、低功耗等性能，不仅可以避免电磁辐射对人体的影响，而且其图像更加柔和逼真，大大地改善了人的视觉条件和视觉效果，减少对眼睛的刺激。

（4）劳逸结合

在电脑前工作1小时后要休息一会儿，将目光望向远方的物体，并做眼保健操。要经常眨眼睛，这样可以减少眼球暴露于空气中的时间，避免泪液蒸发。

【健康提示】

面对电脑的时间长了不好，都该怎么办才好呢？其实每天四杯茶，不但可以对抗辐射的侵害，还可保护眼睛。

1. 上午一杯绿茶水：绿茶中含强效的抗氧化剂以及维生素C，不但可以清除体内的自由基，还能分泌出对抗紧张压力的荷尔蒙。绿茶中所含的少量咖啡因可以刺激中枢神经，振奋精神。不过最好在白天饮用，以免影响睡眠。

2. 下午一杯菊花茶水：菊花有明目清肝的作用，有些人就干脆用菊花加上枸杞一起泡来喝，或是在菊花茶中加入蜂蜜，都对明目很有帮助。

3. 疲劳时一杯枸杞茶水：枸杞子含有丰富的 β 胡萝卜素、维生素 B1、维生素 C、钙、铁，具有补肝、益肾、明目的作用。其本身具有甜味，可以泡茶也可以像葡萄干一样作零食，对解决"电脑族"眼睛涩、疲劳都有功效。

4. 晚间一杯决明子茶水：决明子有清热、明目、补脑髓、镇肝气、益筋骨的作用。若有便秘的人还可以在晚餐饮后饮用，对于治疗便秘很有效果。

5. 工作闲暇时的几个养生小动作

在日常生活中，健身不一定需要多少精力，也无需太多的时间，只要我们加以留意，便有许多简便易行的方法，甚至日常的习惯动作，都可以作为良好的健身手段。

（1）叩齿

保持全身放松，口唇轻闭，然后上下齿有节律地轻轻叩击。每次叩 4~8 下，可使牙齿坚固，并能预防牙病的发生。

（2）转目

双目从左向右转 14 次，再从右向左转 14 次，然后紧闭片刻，再迅速睁开眼睛。常年坚持，可使眼睛运转灵活，去内障外翳，兼能矫正近视、远视。

（3）深呼吸

深呼吸可以促进人的肺部排出浊气，增加肺活量和血液中的含氧量，加快血液循环。

（4）踮脚尖

在平时的工作生活中，尤其是在久坐或久站后下肢酸胀、乏力时，可采用踮脚尖的方法健身。人在踮脚时，由于双侧小腿后部肌肉的收缩挤压，可促进下肢血液的回流，加速血液循环，从而缓解下肢酸胀及防止下肢静脉曲张和皮肤色素沉着。具体做法：双足并拢着地，用力踮起脚跟，保持 2～3 秒，可重复多次。

（5）伸懒腰

伸懒腰可引起全身大部分肌肉的收缩，使淤积的血液被"赶"回心脏，从而大大增加血流量，改善血液循环。所以，常伸懒腰在促进人体肌肉收缩和舒张、增进肌肉本身血液流动的同时，还可带走肌肉中的代谢产物，起到消除疲劳的作用，使人感到全身舒展，精神爽快。

（6）梳头

梳头可以刺激头部的穴位，起到疏通经络，调节神经功能，增强分泌活动，改善血液循环，促进新陈代谢的作用。经常梳头，可使人的面容红润，精神焕发。此外，梳头还是治疗失眠、眩晕、心悸、中风后遗症和青少年白发的辅助手段。平时每天可梳头 3～5 次，每次不少于 3～5 分钟，晚上睡前也最好梳头一次。

（7）搓足心

每天晚上搓足心也是一个养生的好方法。洗完脚后，上床之前，搓足心约 20 分钟，对健足强身也是十分有益的。这是因为搓足底涌泉穴有改善体质、提高机体免疫力的功能。

【健康提示】

生活中，有的人在下午 2～3 点，也就是未时左右，会出现胸闷心慌、脸红心跳的现象，这多是心脏出问题了。心与小肠相表里，未时小肠经值班，此时出问题多是心脏的问题。因为心为君主之官，也就是说心如果有了病，就如同君主犯了错，自己是不能受罚的，必须要找一个人代为受过，这时候做臣子就要明白，要代君受过了。人在未时如果无原因的脸红，感觉到心跳，那就要提高警惕了，实际上代表你心脏的问题开始显现了，因为脸红就是一个心火外散的现象。

6. 常揉腹部，畅通肠道减少脂肪堆积

揉腹养生是一种比较适合老年朋友使用的自我保健方法，这种养生法在我国已经有几千年的历史了。《黄帝内经》中有记载："腹部按揉，养生一诀。"在南北朝齐梁时期，达摩写的《易筋经》上有揉腹三法。唐朝的名医孙思邈也曾经写道："腹宜常摩，可去百病。"

中医认为，人体的腹部为"五脏六腑之宫城，阴阳气血之发源"。揉腹可通和上下，分理阴阳，去旧生新，充实五脏，驱外感之诸邪，清内生之百症。现代医学也认为，揉腹可使肠胃及腹壁肌肉强健，可促进血液和淋巴液的循环，能促进胃肠的蠕动和消化液的分泌，明显改善大小肠的蠕动功能，可起到排泄作用，防止和消除便秘。

揉腹还可减肥健美，大腹属脾，脾为气血生化之源，而肥胖的主因亦是脾失健运，气血瘀滞所致。通过腹部运动，可以健脾助运，减少腹部气血、脂肪的郁积，从而达到减肥的效果。

此外，睡觉前按揉腹部，有助于入睡，防止失眠。对于患有动脉硬化、高血压、脑血管疾病的病人，按揉腹部能平息肝火，心平气和，血脑流通，可起到辅助治疗的作用。

揉腹养生一般选择在晚上入睡前和起床前进行，洗净双手。按腹时取仰卧位，双膝屈曲，先用左手掌紧按腹部，右手叠于左手上，按顺时针方向绕脐揉腹50次以上，再用右手掌叠手掌，逆时针方向摩腹50次以上。揉腹时，用力要适度，精力集中，呼吸自然，持之以恒。这种方法比较适合男性朋友。

女性揉腹的做法与男性不同。两手搓热，左手叉腰（拇指在前，四指在后），右手掌由心口窝处，向左下方来回揉摩40～50次。然后右手叉腰，左手掌自肚脐处，向右下方揉搓，经过小腹，回到原处为一次，也揉擦45～50次。左右手揉擦的部位不同，右手揉擦于肚脐上方和心窝下方之间，而左手则揉擦于肚脐下方和小腹之间。女性久练此功，可以增强脏腑，帮助消化，调经聚气，同时还可以达到减肥的效果。

揉腹养生作为一种古老的养生方法，对于维护我们身体健康有如此多的好处，所以我们应该多动一动自己的腹部。

【健康提示】

揉腹的注意事项：

1. 揉腹前应排空小便，全身肌肉放松，排除杂念。

2. 不宜在过饱或过肌的情况下进行按摩。

3. 胃肠穿孔、腹部皮肤有化脓性感染或腹部有急性炎症（如肠炎、疾病、阑尾炎等）时，不宜按揉，以免炎症扩散。

4. 腹部有癌症，也不宜按揉，以防癌扩散或出血。

5. 揉腹时腹内若出现温热感、饥饿感，或有便意以及肠鸣，放屁等状况时，均属于揉腹所产生的正常反应，大可不必在意。

杨教授在线养生问答

问：有时候，夏天天气一热，我就会中暑，严重时又吐又泻，非常难受，有没有好办法解决呢？

答：其实不用什么特别的方法，只要你在夏天里多喝一些绿豆汤就可解决。

绿豆可以说是最家常的清热解毒、增加胃口、帮助小肠吸收的美食，一般都煮成汤。中医认为，绿豆味甘，性寒，入小肠经及心、肺、脾、膀胱、肝、胆经，有非常好的清热解毒、消暑止渴、利尿消肿，清心凉肝、和胃止呕、利胆利肠的功效，适用于中暑烦渴及各种食物、药物中毒。你可将绿豆加水煮汤，等绿豆开花后再加入一些糖（冰糖最好，因为它也有清热的功效）即可食用。

问：一个人的小肠经出现异常时，应该怎样调节？

答：首先，我们如何判断小肠经有异常呢？我们可以压迫后背腰部足太阳膀胱经上的小肠俞穴，如果此处感觉好像有硬块一样的东西，就表示小肠经有问题。这时我们可以通过刺激小肠经上的少泽穴，以减轻症状。

小肠经异常时还会在咽喉上表现出来，如咽喉肿痛，我们在饮食上可选择质软便于吞咽，并有清热泻火、解毒消肿作之功效的食物，比如说，绿豆、西红柿、西瓜、桃、苹果、稀饭等；如果是整个小肠经疼痛，可适当吃一些大蒜、辣椒等辛辣食物，可缓解疼痛。

附录 8

【小肠经的行经路线】

手太阳小肠经，起于少泽穴、止于听宫穴，左右各 19 穴。本经循行路线为：

手太阳小肠经起于小指尺侧端（少泽穴），沿手掌尺侧，直上过腕部外侧（阳谷穴），沿前臂外侧后缘上行，经尺骨鹰嘴与肱骨内上髁之间（小海穴），沿上臂外侧后缘，出于肩关节后面（肩贞穴），绕行于肩胛冈上窝（肩中俞）以后，交会于督脉之大椎穴，从大椎向前经足阳明经的缺盆，进入胸部深层，下行至任脉的膻中穴处，络于心，再沿食道通过横膈，到达胃部，直属小肠。

缺盆有一分支，从缺盆沿着颈部向上至面颊部，上至外眼角，折入耳中（听宫穴）。

颊部有一分支，从颊部，斜向目眶下缘，直达鼻根进入内眼角（睛明穴），与足太阳膀胱经相接。

【手太阳小肠经图】

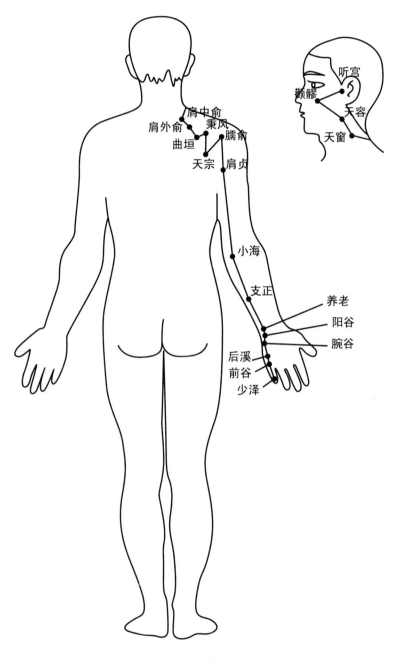

听宫
颧髎
天容
天窗

肩中俞
肩外俞
秉风
曲垣
臑俞
天宗
肩贞

小海
支正
养老
阳谷
腕谷
后溪
前谷
少泽

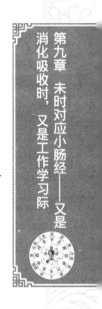

手太阳小肠经图

【小肠经预防和主治病症】

1. 五官疾病：咽痛、眼痛、耳鸣、耳聋、中耳炎、腮腺炎、扁桃体炎、角膜炎、头痛。

2. 其他疾病：腰扭伤、肩痛、落枕、失眠、癫痫、经脉所过关节肌肉痛。

【小肠经的常用穴位举例】

经络	穴名	位置	主治
手太阳小肠经	少泽穴	小指尺侧指甲角旁约0.1寸	头痛，目翳，咽喉肿痛，乳痛，乳汁少，昏迷，热病
	前谷穴	握拳第五指关节前尺侧，横纹头赤白肉际	头痛，目痛，耳鸣，回响肿痛，乳少，热病
	后溪穴	握拳，第五指掌关节后尺侧，横纹头赤白肉际	头项强痛，目赤，耳聋，咽喉肿痛，腰背痛，癫狂病，疟疾，手指及肘臂挛痛
	腕骨穴	后溪穴直上，于第五掌骨基底与三角骨之间赤白肉际取之即可	头项强痛，耳鸣，目翳，黄疸，热病，疟疾，指挛腕痛
	阳谷穴	腕背横纹尺侧端，尺骨茎突前凹陷中	头痛，目眩，耳鸣，耳聋，热病，癫狂病，腕痛
	养老穴	以掌向胸，当尺骨茎突桡侧缘凹陷中	目视不明，肩背疼痛
	小海穴	屈肘，当尺骨鹰嘴与肱骨内上髁之间凹陷中	肘臂疼痛，痫疾

【手太阳小肠经穴歌】

手太阳穴一十九，少泽前谷后溪收，
腕骨阳谷养老绳，支正小海外辅肘，
肩贞臑俞接天宗，髎外秉风曲垣首，
肩外俞连肩中俞，天窗乃于天容偶，
锐骨之端上颧髎，听宫耳前珠上走。

【手太阳小肠经经穴分寸歌】

小指端外为少泽，前谷本节前外侧。
节后横文取后溪，腕骨腕前骨陷侧。
阳谷锐骨下陷中，腕上一寸名养老。
支正外侧上五寸，小海肘端五分好。
肩贞肩髃后陷中，臑俞肩髎后陷考。
天宗秉风大骨陷，秉风肩上小髃空。
曲垣肩中曲胛陷，外俞上胛一寸逢。
肩中俞椎二寸旁，天窗曲颊动陷详。
天容耳下曲颊后，颧髎面頄锐骨当。
听宫耳中珠子上，凡为小肠手太阳。

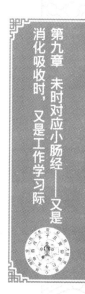

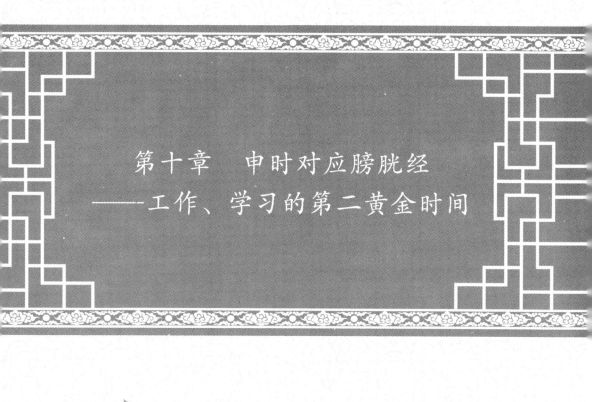

第十章　申时对应膀胱经
——工作、学习的第二黄金时间

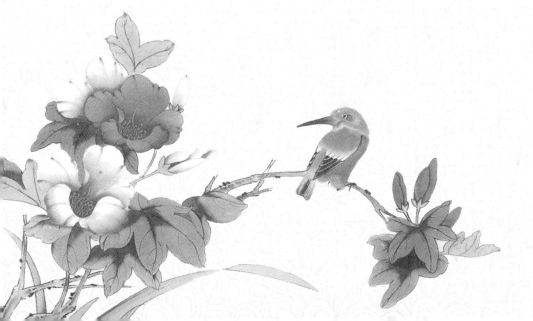

【申时】又称哺时，又名日晡、夕时，即下午15点整至17点整。此时是十二个时辰的第九个时辰。是猴喜欢啸鸣的时候。

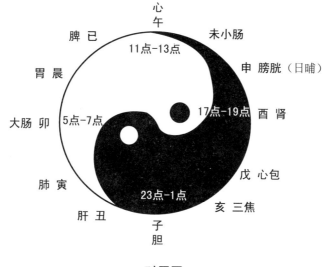

时辰图

【对应经络】足太阳膀胱经，每日申时周身气血俱注于膀胱。本经络属膀胱，络肾，与心、脑有联系。

【养生重点】空腹喝一杯水，无毒一身轻

申时周身气血流经膀胱，是膀胱经当令的时机。此时阳气继减，阴气渐增，此时阴虚者吃阴药效果最好；这时候空腹喝一杯水，可以有效洗刷膀胱，帮助身体排出毒素。

另外，膀胱经是一条可以走到脑部的经脉，在申时，气血借助膀胱经当令的时机，很容易上输于脑部，所以此时学习效率很高。古人曾说"朝而授业，夕而习复"，指的就是早晨学习知识后，到下午3点至5点的时候，就应该好好地练习，来强化我们的记忆。所以申时也是工作、学习最佳的时段，这时候人在公司里上班，工作效率最高、最明显。

1. 想排毒就离不了膀胱经

生活中，很多朋友经常来问我什么是毒、如何排毒等等，看来排毒已经成了我们生活中极重要的一个词。似乎女士不排毒就无法娇美，须眉不排毒就难保阳刚，老年人不排毒就会折寿……

人体内有哪些毒呢？人体内的毒包括水毒、湿毒、脂毒、痰毒、血液里边的瘀毒，还有我们的气毒。人到了一定的年龄，可谓五毒集全，所以我们就要会排毒，会驱逐这个阴废，让我们的阳气有存在的空间。

（1）水毒

40岁以上的人要注意，如果早上起来，下眼皮浮肿，脚踝有点浮肿，这很可能就是有水浊了。如果水毒排不出去，气血运行就会不畅，我们就要考虑是不是运动得不够了，或者太劳累了，或者心脏有毛病了，或者肾脏有毛病了。水浊如果严重下去，肚子也会肿胀起来，这是因为肾功能出现了问题，排尿不畅，喝下去的水跑到肚子里边了，所以，肚子肿了。

（2）湿毒

在致病的风、寒、暑、湿、燥、火这"六淫邪气"中，中医最怕湿邪。湿是最容易渗透的，湿气遇寒则成为寒湿，遇热则成为湿热，湿气遇风则成为风湿，祛风很容易，但一旦成了风湿，就往往是慢性疾病，一时半会儿治不好了。湿气在皮下，就形成肥胖，也是不好处理的健康问题。因此，湿毒是现代人健康的克星，是绝大多数疑难杂症和慢性病的源头或帮凶。肠胃不佳、精神不振、四肢沉重、皮肤起疹子、雀斑加重这五种症状，是体内湿气过重的最典型表现。如何健脾驱除体内湿毒请参见"第七章"中的"长夏最宜养脾健脾"一节。

（3）痰毒

正常人的痰，早晨起来一两口就完了，可是有的人不停地吐这痰，没完没了，这说明你有痰毒。痰从哪里来？一个是饮食来的，一个就是你的肺不好，那你就要看看你肺是不是有什么病，慢性气管炎、肺结核，如果有，你就得解决这个问题了，治这些病要看医生的。

（4）脂毒

我们很多人有脂肪肝，很年轻的时候肚皮就大大的，挺着大肚子，这是因为脂肪太多了。我曾经去看了一个急性阑尾炎手术。病人的肚皮一划开，脂肪多得不得了。这个肠子拿出来全是油。所以，中年人，很少运动还大口吃肉、大口喝酒，怎么能够不长油呢？喝酒、吃肉、吃油炸食品，肝细胞就会被脂肪给占据了，肝能够正常工作吗？

（5）淤毒

淤毒，就是血液里边的淤毒。淤毒大多是从中年开始的。我行医40年，看了千千万万的脉，大部分人40岁以后脉就变，跟二三十的脉就没法比了。四十几岁得人的血管里边就开始有淤积了。我们现在很多老年人，血管已经堵得很厉害了，可是还在随便吃不该吃的东西，这是很危险的。

（6）气毒

气毒是在我们的肺里边。为了防止气毒，我们每天的早上起来，最好做做深呼吸，把肺里边的毒、浊气呼出去，让我们人体里边保持清新的空气，这对我们生命健康是非常重要的。

综上所述，《易经》给了我们一条重要启示，就是一生当中都要不断的保护阳气抑制阴气的侵袭，清除我们体内的"毒"。

从根本上来说，任何排毒方式的效果都比不上人体自带的排毒系统。这个系统包括肝、肾、皮肤、肺等器官，可以持续过滤、分解、去除毒素和废物。只要坚持均衡健康的饮食和生活方式，喝足够的水，充分睡眠，适当运动，保持心情舒畅，体内的排毒系统就能运作顺畅，那些对健康存在威胁的毒源会自然而然地溜走。

作为是人体最大的排毒通道，膀胱经负责着人体内尿液和汗液的排放，它负责人体内70%的代谢废物和毒素的排出，所以它是排毒的最佳利器。而身体中其他脏器所排出的毒素，也要由膀胱经排出。这就是说，我们的膀胱经如同城市中的各种排污管道，汇聚多处的污水，等它们把这些毒素输送到这里后，就会由膀胱储存和排出。

所以，照顾好身体的膀胱经，是我们做好排毒的不二法门。

要帮助你的膀胱，不但要保养好你的盆底肌肉（骨盆底部肌肉）。定时排便，防止便秘；做规律的盆底肌肉锻炼有助于增加盆底肌肉的张力。盆底肌肉锻炼以收缩锻炼耻尾肌为主。锻炼收缩肛门动作持续3秒钟为一次有效收缩，每天可以不定时做一些锻炼。同时还要注意，排毒主要靠合理的饮食、适量的运动以及选择科学的生活方式，这才是最健康的排毒。

【健康提示】

如果你有以下问题或症状，便显示你体内的毒素过多，或是你的身体机能排毒功能不足，你需要排毒了！

1. 惯性或偶发性便秘。

2. 容易疲倦、有口气和体臭。

3. 失眠、焦虑、抑郁。

4. 经常伤风感冒。

5. 皮肤出现斑点。

6. 皮肤过敏、暗疮粉刺、湿疹。

2. 膀胱与肾相表里
——膀胱问题有时可以找找肾

膀胱位于小腹的中央，为贮存和排泄尿液的主要器官。膀胱与肾通过经脉相互络属，互为表里。《黄帝内经》上说"肾开窍于二阴"，这其实就是指肾与膀胱相表里。肾是做强之官，肾精充盛则身体强壮，精力旺盛；膀胱是州都之官，负责贮留水液和排尿。它们一阴一阳，一表一里，相互影响。

我们在生活中常会看到这样的现象：有些人受到过度的惊吓后，往往会小便失禁，也就是被吓得屁滚尿流。为什么人受到惊吓就会尿裤子呢？《黄帝内经》里说"恐伤肾"，就是说巨大的恐惧对内会伤害肾脏，肾脏受到了伤害就会通过膀胱经表现出来，于是便出现了屁滚尿流。

中医认为，小便通畅是膀胱经经气充足的具体表现。膀胱经的经气是用来主管存储津液与防御外邪的，同时它又与肾相表里，也就是说膀胱受肾管。举一个简单的例子来说，就是如果出现不能撒出尿来，就可能是肾脏出了毛病。小孩和老人撒尿时都可能会有一个现象，就是有时头部会激灵一下。但是具体来说，老人的打激灵和小孩的打激灵是不一样的。小孩子是肾气不足以用，就是小孩子的肾气、肾精还没有完全调出来。所以小便时气一往下走，下边一用力上边就有点空，就会激灵一下；而老人却是肾气不足了，气血虚，所以下边一使劲上边也就空了。这两者原因是不一样的。

肾与膀胱相表里，又与膀胱相通，膀胱的气化有赖于肾气的蒸腾。所以，肾的病变常常会导致膀胱的气化失司，引起尿量、排尿次数及排尿时间的改变。膀胱的病变有实有虚，虚症常常是由肾虚引起的。

同样，膀胱经的病变也常常会转入肾经。"风厥"多是由于膀胱经的病症转入了肾经所致。《黄帝内经》中说："巨阳主气，故先受邪，少阴与其表里也，热则上从之，从之则厥也。"膀胱经为足太阳经，它统领着人体的阳气，为一身之表，外界的风邪首先侵袭膀胱经。膀胱与肾相表里，膀胱经的热邪影响到肾经，肾经的气机逆而上冲就形成了"风厥"。

总的来说，肾和膀胱病症的治疗，可以通过这种"相表里"的关系互为影响。如治疗小便不禁或小便不通，有时应从治肾着手，才能获得良好的效果。

在性生活过程中，很多男性朋友为达到避孕效果，射精前用手指压住阴部的尿道，不让精液射出。经常这样做很容易发生逆行射精现象。逆行射精就是即使不压迫尿道，也会无精液射出。精液经常逆向后流入膀胱中，因精液不按常道外射而逆入膀胱，会使尿道和膀胱产生憋胀和灼热等不适感，引起尿道炎症。

3. 小便排出全靠膀胱气化的功劳

《素问·灵兰秘典论》中说："膀胱者，州都之官，津液藏焉，气化则能出矣。""州都"指的是河流口岸之类的地方。在各个身体器官中，膀胱的位置最低，它是全身的水液汇聚的场所，故有"州都之官"

杨力讲一日顺时养生法
——教你科学使用一天二十四小时

之称。我们的身体只有通过膀胱的气化作用，才能使多余的水液排出，进而形成小便。

所谓的"膀胱气化"指的就是膀胱的贮尿和排尿作用。膀胱是参与津液代谢的脏腑，在体内，起着化津为尿的功效。人体饮入的水液，在肺、脾、肾等脏腑的综合作用下，化为津液分布于全身，而经过津液代谢后多余的水液，经三焦水道到达肾和膀胱，并由膀胱暂时收留。尿液在膀胱内贮留至一定程度时，在膀胱气化作用下排出体外。

严格地说，膀胱气化隶属于肾气的气化，尿液的贮留和排泄，全赖于肾气的气化功能。膀胱气化失常多与肾气的气化功能失常有关。一般中医常将膀胱病变的实证，仍归属于膀胱气化失常，而将其虚证归属于肾气的气化功能失常。膀胱的病变，主要表现为尿频、尿急、尿痛；或为小便不利，尿有余沥，甚至尿闭；或是遗尿，严重者还会出现小便失禁。

膀胱与肾精气相通，二者互为表里。膀胱的功能受肾的影响，因此冬天既要养肾也要养膀胱。

有人经常问：人老了，为什么小便经常忍不住？这是肾气虚小便失摄。这时可以用补肾的方法来治疗，服用六味地黄丸，或用猪膀胱炖乌骨鸡加枸杞来吃。

还有的人问：为什么冬天小便多、夜尿多？这也是肾虚的原因。如果肾阳不足，腰以下发凉、怕冷、手足冷、头昏乏力、舌质淡苔白、脉沉无力者，可服金匮肾气丸。

【健康提示】

吸烟是导致膀胱癌的致病因素之一。香烟中的尼古丁、焦油、烟草特异性亚硝胺等多种毒性致癌物质进入血液循环中经肾脏过滤，然后通过膀胱从尿液中排出体外。在膀胱内它们可以破坏细胞，从而增加癌症的发病危险。因此，奉劝烟民朋友，为了养护我们的膀胱，希望大家尽量不要吸烟。

4. 尿是排的不是憋的

生活中，很多人都有憋尿的习惯，明明膀胱里贮满了尿，大脑产生了尿意，不是立即去排尿，而强行忍着。如平常睡觉或者是看电影、上课的时候，或是上班、连续开会的时候，许多人尤其是女性就毫不犹豫地选择了憋尿。而在寒冷的冬天，夜里的小便也成了一件难事，一些人在冬天夜里就寝后因怕冷而长时间的憋尿。

其实憋尿对膀胱的危害是很大的，它主要表现在以下几个方面：

（1）尿路感染

长时间憋尿会使膀胱内的尿液越积越多，含有细菌和有毒物质的尿液未能及时排出，就容易引起膀胱炎、尿道炎等疾病。严重时，尿路感染还能向上蔓延到肾脏，引起肾盂肾炎，甚至影响到肾功能。

（2）引起"心"病

在憋尿引起的生理和心理双重紧张因素的作用下，高血压病人的血压升高、心跳加快，冠心病人会出现心绞痛、心律失常等症状，而且有可能成为心脑血管病的发作诱因，严重的还会导致猝死。

（3）膀胱损伤

控制膀胱收缩的神经分布在膀胱壁的肌肉里，憋尿太久，会使神经缺血或过度拉扯而受损，造成小便疼痛、尿频或尿不干净等后遗症。如果神经受损严重，膀胱括约肌无力，甚至会造成排不出小便的后果。

（4）诱发排尿性晕厥

排尿性晕厥多发生于 20～30 岁男性，偶见于老年人，主要是突然、用力性排尿引起胸腔内压力增加，导致脑缺血所致。此外，天冷及憋尿使膀胱中的尿液太多，在迅速排空时，通过迷走神经反射引起心动过缓，也可诱发排尿性晕厥。

（5）膀胱癌

国外研究资料表明，排尿次数与膀胱癌的发病率密切相关，排尿次数越少，患膀胱癌的危险性越大。因为憋尿增加了尿中致癌物质对膀胱的作用时间，有憋尿习惯者患膀胱癌的可能性要比一般人高 3 ~ 5 倍。

（6）前列腺炎

有研究表明，男性前列腺炎的其中一个主要病因，就是泌尿系统的细菌通过前列腺管逆行至前列腺，引起感染，导致前列腺炎。

看来，憋尿有这么多的危害，当我们有了尿意时就一定要及时去排掉它，切莫"养满为患"。

【健康提示】

下面是几个摆脱憋尿困扰的小方法：

1. 在每次外出前，最好先解决一下小便的问题。

2. 无论是工作、学习，还是开会期间，都应该有一个"中场休息"的时间，让自己"方便"一下。

3. 在憋了一段时间的尿之后，除了尽快将膀胱排空外，最好的方法就是再补充大量的水分，强迫自己多几次小便。这对膀胱来说有冲洗的作用，可以避免膀胱内细菌的增生。

4. 冬季应注意下身保暖，少饮酒和食用刺激性食物。

5. 对于排尿性晕厥的预防，除睡觉时不要憋尿外，起床小便时，最好先在床边小坐片刻，随后再站起来走动。

5. 女性更要慎防夏季尿路感染

尿路感染是女性的多发病，尤其是暑热季节、天气潮热，细菌生长繁殖快，因此很容易引发尿路感染。如果出现了尿频、尿急、尿痛的症状，有时还伴有腰酸和小腹胀痛，那么就极有可能是患上尿路感染了。尿路感染如果治疗不当容易转为慢性，严重者还可引起肾功能衰竭、尿毒症等严重后果。

为什么女性朋友在夏天最容易受尿路感染的"暗算"呢？

首先，从外因来说，夏天气温较高，又常常骤降暴雨，空气湿度大，为细菌的生长繁殖创造了良好的条件。正常人的尿道末端都寄生有细菌，但因为尿道上皮细胞的抵抗力较强，加上每次排尿又可将细菌冲洗掉，一般不会发生感染；但暑热难耐时，耗气伤津，人们常因睡眠减少、食欲不振等原因导致抵抗力相对下降；再加上出汗较多，女性的外阴部汗腺又特别丰富。所以很容易使外阴局部长时间潮湿，细菌乘虚而入。如果不注意及时补充水分，就会使尿液浓缩、排尿减少，冲洗细菌的作用降低，从而发生尿路感染。

其次，与女性的生理结构有一定关系。女性尿道短，尿道口大，细菌易上行侵入膀胱；尿路上皮细胞对细菌粘附性及敏感性较男性为高；月经血也是细菌良好的培养基，如不注意外阴清洁则细菌容易滋生。

再次，随着生活水平的提高，生活压力增大，因种种原因养成如久坐、长期开车等不良习惯。有的女性朋友是因为工作太忙放不下，有的女性是为了打牌或下棋不肯离开"战场"，但有了尿意而不能及时排尿，对健康是非常不利的。

俗话说"流水不腐"，正常排尿不仅能排出身体内的代谢产物，而且对泌尿系统也有自净作用。憋尿对女性的危害比男性更大，女性长时间憋尿会使膀胱内的尿液越积越多，含有细菌和有毒物质的尿液未能及时排出，就容易引起膀胱炎、尿道炎、尿痛、尿血或遗尿等疾病。严重时，尿路感染还能向上蔓延到肾脏，引起肾盂肾炎，甚至影响到肾功能。

最后，时值天气潮热，很多女性朋友常因睡眠减少、食欲不振等原因导致抵抗力相对下降，而此时贪凉、游泳等都可能是致病的危险因素，易发生尿路感染或使尿路感染复发。

女性朋友在夏天如何预防尿路感染呢？

（1）大量饮水

尿路感染患者每天饮水量要达到1500毫升以上，可冲洗尿路，有利于消除炎症。

（2）注意休息

治疗期间要注意卧床休息，这是治疗的重要环节。中医有"卧则血归肝肾"的理论，其中，有强调人在卧床时增强了泌尿系统血液循环的意思，这样就会促进病变部位的修复。

（3）调畅情志

由于尿路感染的发生与抵抗力下降和精神紧张有密切关系，所以易感者平时应注意保持精神愉快，避免过度疲劳和长期精神紧张。这是预防尿路感染反复发作的基本条件。

（4）饮食清淡

平时在饮食上应以清淡为主，少吃刺激性强的食物，如辣椒、生姜、葱、蒜等，不要饮酒。

（5）保持清洁

女性在排尿或排便后，应从前到后擦拭会阴，避免把细菌引入尿道；每天应至少清洗一次会阴部，但清洗时要避免在会阴区用肥皂、泡沫剂、粉末剂和喷剂等；清洗会阴时不宜坐浴，否则水中的细菌易进入尿道。

（6）衣着适当

预防尿路感染，要避免穿过紧的衣裤，且内裤最好是纯棉的，内裤每天都应换洗。

总而言之，女性朋友一定要在夏天做好预防工作，莫让尿路感染。

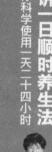

【健康提示】

膀胱经主一身水气之通调，水液不足可能致血液过度浓稠，也无法完全将体内的毒素排出体外；水液排出不顺利容易导致水肿，从而诱发多种疾病。很多人利用利尿剂来排出水液，虽然利尿剂的排出水液、治疗水肿效果很好，还有的女性朋友喜欢用利尿剂减肥。但利尿剂不宜经常使用，以免造成体内的电解质不平衡。另外，以利尿剂减肥虽然可以很快看成减重的效果，但功效不能持久，如果多补充水分，很快又会胖回来，并且反弹导致更胖，还是用自然食物比较安全。

6. 腰背疼痛可找膀胱经来帮忙

俗话说"腰背疼痛最难当，起步艰难步失常"。腰酸背痛在生活中是很常见的，它作为一种人体的亚健康状态，严重影响着人们的生活起居。尤其是老年人患有腰背疼痛以后，更是痛苦难忍。其实，想避免是很简单的，发作的时候只要按摩一下膀胱经上的委中穴，腰背疼痛的症状就能有所缓解。

这其中的道理在于，委中穴是膀胱经中治疗腰背疼痛的要穴，它位于膝关节后侧，也就是腘窝处，腿屈曲时腘窝横纹的中点。中医学认为，委中穴具有舒筋通络、散淤活血、清热解毒之功效。刺激委中穴可治疗腰脊强痛、股膝挛痛、风湿痹痛、小便不利以及头痛身热、呕吐泄泻、咽喉疼痛等病症。

按摩时要用两手拇指端按压两侧委中穴，力度以稍感酸痛为宜，一压一松为一次，连做 10 ~ 20 次。然后两手握空拳，用拳背有节奏地叩击该穴，连做 20 ~ 40 次。再用两手拇指指端置于两侧委中穴处，顺、逆时针方向各揉 10 次。最后双手互摩至热，用两手掌面上下来回的擦摩本穴，连做 30 次。这样能起到很好地预防治疗作用。

除委中穴外，承山穴和昆仑穴也是治疗腰背疼痛的常用穴位，进行正确地按摩，也能很好地解除腰背的酸痛。承山穴位于小腿后方的正中

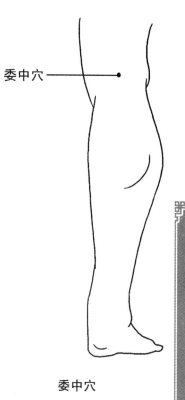

委中穴

委中穴

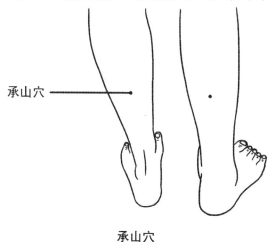

承山穴

承山穴

间，由上方肌肉丰厚处向下滑移，至肌肉较平处即是，用手指按住此穴，坚持 1～2 分钟。昆仑穴位于外踝后的凹陷处，可用手指按住外踝后的凹陷处，向后面的大筋拨动 1～2 分钟。

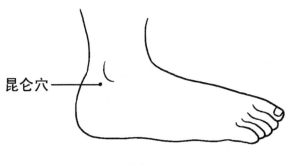

昆仑穴

除了这几个穴位外，膀胱经上的其他穴位也是治病的好手。

1. 睛明穴：位于面部，目内眦角稍上方凹陷处。按摩睛明穴可辅助治疗面瘫。按摩时，以双手拇指指端掐按睛明穴，约 15 次，以酸胀感为度。

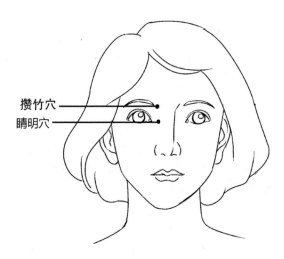

睛明穴、攒竹穴

2. 攒竹穴：位于眉头下方略微凹陷处。经常按摩此穴，可解除眼睛疲劳。按摩时，将双手拇指置于双眉内侧的攒竹穴上，沿眉弓往返推抹 10 ~ 20 次，用力要适度，速度要均匀和缓，直到自感眼前豁亮，头目轻松时，即可停止推抹。

3. 大杼穴：在人体的背部，当第 1 胸椎棘突下，旁开 1.5 寸处。经常沿着大杼穴上下拍打，每天做 2 ~ 3 次，每次 10 分钟，可以促进大杼穴气血的畅通，有效缓解电脑一族颈肩部疼痛、僵硬之感。

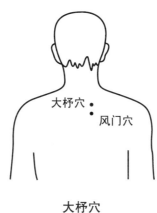

大杼穴

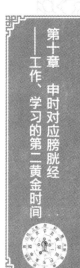

4. 风门穴：位于背部，第 2 胸椎棘突下，旁开 1.5 寸处。按摩此穴可治疗感冒、咳嗽、气喘等病症。用手拇指指肚按揉风门穴 36 次为 1 遍，可根据病情加减。按摩手法要由轻渐重，不可刺激过度，以免出现憋气或呼吸困难。按摩以局部有酸、麻、胀的感觉为好。

【健康提示】

　　膀胱经是一条非常长的经，它从人的头部一直到脚下。如果一个人头部的膀胱经发生异常，就会造成后脑痛，对男性朋友来说还会造成秃发。平时预防的最好的办法就是多按摩这段膀胱经。

杨教授在线养生问答

问： 我父亲今年50多岁，最近每天晚上总是去卫生间，是不是前列腺肥大啊？我在网上看到老年人最容易发生前列腺肥大，怎么办呢？

答： 的确，晚上尿频是前列腺肥大的主要信号，由于前列腺肥大压迫膀胱部，使尿不畅所致。你可带他做前列液检查，必要时作前列腺的B型超声波检查。一旦确诊也不必心急，除了必需的药物外，这种病还以养为主。

要注意这样几点：避免受寒，尤其避免腰以下受寒；忌憋尿；节欲，少房事；少烟酒；少吃刺激性食物，尤其少吃辛、辣，多吃蔬菜、水果；少久坐，适当运动，尤其腰膝运动，多做提肛运动；精神愉快，不抑郁、不暴怒；裤子宽松，不穿紧身裤，不穿弹性内裤；保持大便通畅。

问： 听人说冬瓜有很好的利尿消肿作用，可具体怎么吃呢？

答： 是的。中医认为，冬瓜味甘淡，性微寒，归膀胱、肾、脾、肺经。可利尿消肿、清热解毒。尤其冬瓜皮利尿作用最强，可惜很多人在煮冬瓜时往往将皮削去不用。事实上，如取冬瓜皮煎汤饮用，可有很好的利尿作用。

方法是：将不去皮的冬瓜洗净，切成小块，与姜丝一起煮汤；或将冬瓜与鲤鱼熬汤（不加盐）；或将冬瓜与赤小豆一同煮汤，至稀烂后喝汤吃赤小豆……这些方法都可消水肿。

附录 9

【膀胱经的行经路线】

足太阳膀胱经，起于睛明穴、止于至阴穴，左右各 67 穴。本经循行路线为：

足太阳膀胱经起于内眼角（睛明穴），上过额部，直至巅顶交会于督脉的百会穴。

它的一条支脉，从头顶部分出，到达耳上角部位。

它的直行经脉，从头顶入内联络于脑，会出来分开向下行于颈后，沿着肩胛骨内侧，挟着脊柱，到达腰部，从脊柱两旁肌肉进入体腔，联络肾，属于膀胱。

它的腰部支脉，向下通过臀部，进入腘窝中（委中穴）。

它的后项支脉，通过肩胛骨的内缘直下，经过臀部向下行，沿着大腿后外侧，与腰部下来的支脉会合于腘窝中，后向下经过小腿后侧，出外踝的后面，沿着第 5 跖骨至小趾外侧端（至阴穴），与足少阴肾经相连。

【足太阳膀胱经图】

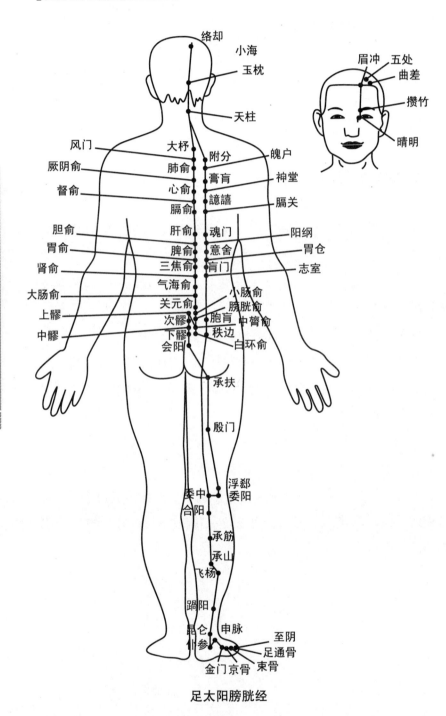

络却
小海
玉枕
天柱
眉冲　五处
曲差
攒竹
晴明

风门
大杼
附分
魄户
厥阴俞
肺俞
膏肓
神堂
督俞
心俞
譩譆
膈关
膈俞
胆俞
肝俞
魂门
阳纲
胃俞
脾俞
意舍
胃仓
肾俞
三焦俞
肓门
志室
气海俞
大肠俞
关元俞
小肠俞
上髎
次髎
膀胱俞
胞肓　中膂俞
中髎
下髎
秩边
白环俞
会阳

承扶

殷门

浮郄
委中
委阳
合阳

承筋
承山

飞杨

跗阳

昆仑　申脉
仆参
至阴
足通骨
金门京骨　束骨

足太阳膀胱经

244

【膀胱经预防和主治病症】

1. 呼吸系统疾病：感冒、发烧、各种急慢性支气管炎、哮喘、肺炎。

2. 消化系统疾病：消化不良、腹痛、痢疾、胃及十二指肠溃疡、胃下垂、急慢性胃肠炎、肝炎、胆囊炎。

3. 泌尿生殖系统疾病：肾炎、阳痿、睾丸炎、闭经、月经不调、痛经、盆腔炎、附体炎、宫颈糜烂。

4. 其他疾病：失眠、腰背痛、坐骨神经痛、中风后遗症、关节炎、经脉所经过的肌肉痛。

【膀胱经的常用穴位举例】

经络	穴名	位置	主治
足太阳膀胱经	睛明穴	面部，目内眦上方凹陷处	目赤肿痛，憎寒头痛，目眩，迎风流泪，内眦痒痛，目翳，目视不明，近视，夜盲，色盲
	攒竹穴	眉头内侧凹陷处	头痛，眉棱骨痛，目眩，目视不明，目赤肿痛，迎风流泪，近视，面瘫
	曲差穴	当前发际正中直上 0.5 寸，旁开 1.5 寸，即神庭穴与头维穴连线的内 1/3 与中 1/3 交点	头痛，目眩，目痛，目视不明，鼻塞，鼻出血

经络	穴名	位置	主治
足太阳膀胱经	承光穴	当前发际正中直上 2.5 寸，旁开 1.5 寸	头痛，目眩，呕吐，烦心，目视不明，鼻塞多涕，热病无汗
	通天穴	当前发际正中直上 4 寸，旁开 1.5 寸	头痛，头重，眩晕，口歪，鼻塞多清涕，鼻出血，鼻渊，鼻窒，颈项转侧难，目视不明
	委中穴	在腘窝横纹中央	腰背痛，膝关节屈伸不利，半身不遂，腹痛，吐泻，小便不利
	承山穴	在小腿后面正中，委中穴与昆仑穴之间，当伸直小腿和足跟上提时腓肠肌肌腹下出现凹陷处	腰腿拘急，疼痛，痔疾，便秘
	昆仑穴	位于人体的脚踝外侧，在外踝顶点与脚跟相连线的中央点	头痛，腰痛，高血压，眼疾，怕冷症，腹气上逆，肠结石，下痢

【足太阳膀胱经穴歌】

足太阳经六十七，睛明目内红肉藏，

攒竹眉冲与曲差，五处上寸半承光，

通天络却玉枕昂，天柱后际大筋外，

大杼背部第二行，风门肺俞厥阴四，

心俞督俞隔俞强，肝胆脾胃俱挨次，

三焦肾气海大肠，关元小肠到膀胱，

中膂白环仔细量，自从大杼到白环，

各各节外寸半长，上髎次髎中髎下，

一空二空腰髁当，会阳阴尾骨外取，
附分侠脊第三行，魄户膏肓与神堂，
噫嘻膈关魂门九，阳纲意舍与胃仓，
肓门志室胞肓续，第四椎下秩边场，
承扶臀横纹中央，殷门浮郄到委阳，
委中合阳承筋是，承山飞扬踝附阳，
昆仑仆参连申脉，金门京骨束骨忙，
通骨至阴小指旁。

【足太阳膀胱经经穴分寸歌】

足太阳兮膀胱经，内眦一分起睛明。
眉头陷中攒竹地，眉冲居中夹曲神。
曲差神庭旁寸五，五处循后行五分。
承通络却玉枕穴，循后俱是寸半神。
天柱项后发际内，大筋外廉中陷存。
由此脊中开二寸，第一大杼二风门。
三椎肺腧厥阴四，心五督六膈七论。
肝九胆十脾十一，胃在十二椎下寻。
十三三焦十四肾，气海腧在十五椎。
大肠关元十六七，小肠还居十八椎。
膀胱腧穴寻十九，中膂内腧二十推。
白环腧穴二十一，四髎之穴腰髁窥。
会阳阴尾尻骨旁，背开二寸二行了。
别上脊中三寸半，第二椎下为附分。
三魄四膏五神堂，第六意喜膈关七。
第九魂门十阳纲，十一意舍二胃仓。

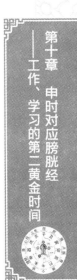

十三肓门四志室，十九椎旁是胞肓。

二十椎旁秩边穴，背部三行下行循。

承扶臀下股上约，下行六寸是殷门。

从殷外斜上一寸，曲膝得之浮郄真。

委阳承扶下六寸，从郄内斜是殷门。

委中膝腘约纹里，此下二寸寻合阳。

承筋脚跟上七寸，穴在腨肠之中央。

承山腨肚分肉间，外踝七寸上飞扬。

附阳外踝上三寸，昆仑外跟陷中央。

仆参亦在踝下陷，中脉踝下五分张。

金门外踝下一寸，京骨外侧大肉当。

束肉本节后陷中，通谷节前陷中量。

至阴小指外侧端，去甲如韭须细详。

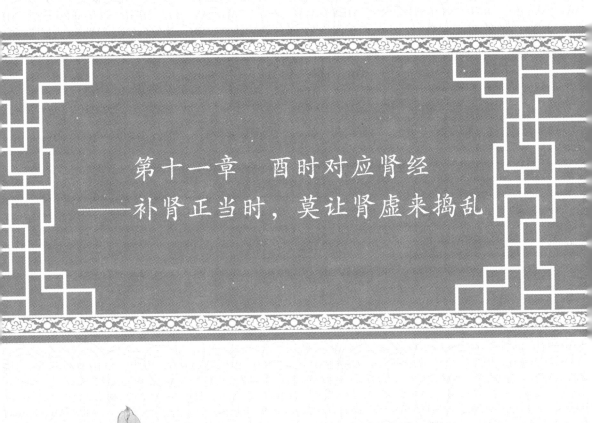

第十一章　酉时对应肾经
——补肾正当时，莫让肾虚来捣乱

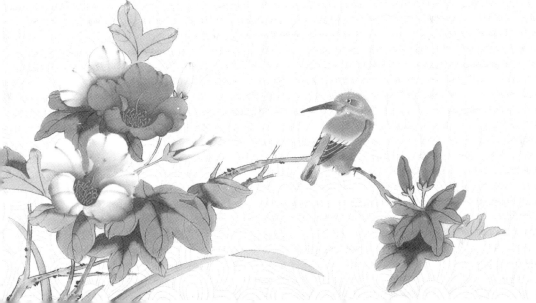

【酉时】又称日入，又名日落、日沉、傍晚，是下午17点整至晚上19点整。是十二个时辰的第十个时辰。是鸡回窝的时候。

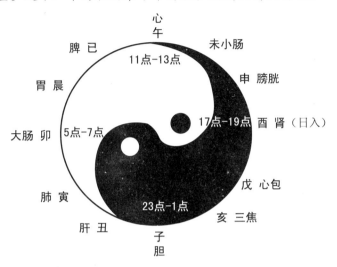

时辰图

【对应经络】足少阴肾经，每日酉时周身气血俱注于肾，本经络属肾，络膀胱，与肝、肺、心有直接联系

【养生重点】补肾正当时，莫让肾虚来捣乱

酉时，周身气血流经我们身体的肾经，此时正是肾经当令的时间。中医认为，肾主藏精，扮演着人体"先天之本，寿夭之根"的角色。

人体经过申时的泻火排毒，在酉时进入贮藏精华的阶段，此时肾发挥着巨大的作用。肾经的运作，有利于储存一日的脏腑之精华。此时也是肾虚者补肾的最好时机。

此时养生的关键是：空腹喝一杯水有助于肾排毒；肾虚的人，此时服补肾药效果最好。但此时若出现颧赤、低热、咳嗽等症状，极有可能是已患上肺结核的信号，应给予足够的警惕。

1. 头发是肾的影子
——从头发上可看出肾的健康

中医常讲，"发为血之余，血盛则发润，血亏则发枯"，"肝藏血"，"肾者，其华在发"……从这些关于头发的种种说法中我们不难看出，头发的生长、脱落、润泽、枯槁，大多与两方面有关：一是肝肾足不足，二是气血是否虚弱。而在这其中，最关键的就是肾气。

"发为肾之精华。"头发是肾的花朵，是肾的外观，肾主要是黑色的，所以，头发黑不黑与肾的好坏有密切的关系。如果一个人的肾气收敛能力强，则头发滋润，不易脱发；反之肾气收敛能力弱，则头发易枯燥、易脱落。青少年和中年人，这两类人本来就气血旺盛，更容易从头发表现出异常，即"察其毛色枯润，可以现脏腑之病"。

一般来说，小孩头发稀疏萎黄，且伴有"五迟"现象（即坐、站、行、说话、牙齿发育迟缓），说明先天肾气不足，而且消化不太好。

青壮年就毛发稀疏的人，多为肾气虚弱，最常见的表现就是男性前额脱发或头顶脱发。这类人相对更容易疲劳、健忘，有些则性功能不好。

头发枯黄、易断的人，说明气血不足、毛发缺乏营养。这类人通常容易没精神，睡眠也较差，属于老百姓常说的"身子虚"。

白发多是由于进入中老年后，肝血不足、肾气虚衰所致，属于正常的生理发展规律。但若太严重，就可能是肝肾久损，气血大亏所致。值得一提的是，"少白头"主要与三个因素有关：一是先天肾精不足；二是精神或情绪激动，血热偏盛；三是情绪抑郁，肝气郁滞，毛根失养，也会导致少年白发。

下面是与头发相关的几种常见疾病：

（1）秃顶：中医讲秃顶属于肾气发散过度。

（2）头皮屑：阴盛阳衰。肾精收不住虚火，虚火上漂，久而久之，精血减少，头皮得不到滋润，便产生头皮屑。

（3）头油多：脾、肺之病。脾气输布太过，肺气下降功能就不够了，人体油脂往上飘，致使头出油。

需要提醒大家的是，虽然头发的异常变化往往意味着某些特定的疾患，但疾病的明确诊断是需要多方证据的。因此，出现头发异常变化后自行处理未见好转，特别是还伴有突眼、食欲亢进，消瘦、情绪异常等表现时，应该前往医院就诊。

【健康提示】

头发保养与修护的小方法：

1. 给生活减压。头发又叫烦恼丝，所以，护发养发，首先要祛除烦恼。

2. 做头部按摩。多梳头。梳头讲究，不能用太密的梳子，最好用木梳，没有梳子用手也可以。梳头要按规则，不能乱来，应从前额开始再向后。如用手指，稍用力在头按摩，对头发的养护很有好处。

3. 湿发不睡觉。头发未干睡觉易引发疾病，如头痛、脱发，严重还会导致耳聋等疾病。同时，最好自然晾干，不要常用吹风机，易致头发干燥。

2. 男过40肾气由盛转衰，补肾按脚心

《易经》认为，我们人体的生长、发育衰老的过程，其根源在于肾的盛衰。

男性随着年龄的增长肾气会发生由盛到衰的变化。《黄帝内经》中指出："丈夫八岁肾气实，发长齿更；二八肾气衰，天癸至，精气溢泻，阴阳和，故能有子；三八肾气平均，筋骨劲强，故真牙生而长极；四八筋骨隆盛，肌肉满壮；五八肾气衰，发堕齿槁；六八阳气衰竭于上，面焦，发鬓斑白；七八肝气衰，筋不能动，天癸竭，精少，肾脏衰，形体皆极；八八则齿皆去。"

从上面我们可以看出，人体在五八（即40岁）之前肾气是旺盛的，过了40岁之后肾气就由盛转衰，也正应了那句"年四十，而阴气自半"。

中医认为，肾无实证，因此肾虚主要分为肾阳虚和肾阴虚。肾阳虚的症状主要表现为腰酸、四肢发冷、畏寒，甚至还有水肿，也就是说表现为"寒"的症状，阳虚则外寒。一般来说，性功能不好的人也会导致肾阳虚。肾阳虚的人平时可多吃点金匮肾气丸。肾阴虚的症状主要表现为"热"，阴虚则内热，主要有腰酸、燥热、盗汗、虚汗、头晕、耳鸣等。肾阴虚的人平时可多吃点六味地黄丸。

男性之所以会肾虚，主要原因有如下几种：

（1）先天因素

先天不足是导致肾虚，尤其是儿科病症中肾虚的主要原因。"人之初，先生精"，父母肾精不足，可导致孩子肾虚。临床上对于小儿遗

尿、鸡胸、龟背等症，常采用补肾的治疗方法。此外，对一些成年人的肾虚，有时也考虑到先天不足的影响。

（2）衰老体虚

衰老体虚也是造成男性肾虚的一个原因。在老年病研究中，有学者曾提出"肾虚血淤论"，还对青少年、壮年、老年人的尿 17 - 酮类固醇含量进行了测定，划分为青年组，壮年组和老年组，这说明垂体 - 肾上腺皮质系统和垂体 - 性腺系统的功能随年龄而变化。

（3）房事过度

中医历来注意房事过度对肾的影响，认为它是导致肾虚的重要因素。贪欢纵欲，房事过度，大量损耗阴精，便会引起肾亏，而导致肾虚。有学者曾对 125 例随机抽样人群进行过肾虚辨证与性生活关系的分析，证实房事较频繁的人，其肾虚出现，远较他人为高。

（4）久病伤肾

各种慢性病随着病程的延长，肾虚证的出现也增多，所谓"久病伤肾"。有学者对病程在 8 年以上的 120 例慢性支气管炎、支气管哮喘、高血压、冠心病、爆炸肝炎、慢性腹泻、慢性肾炎患者进行中医辨证分析，发现肾虚者占 92%。补肾治疗后，有 85% 的病人均获不同程度的疗效，说明了久病伤肾的规律性。

（5）情绪影响

情绪的影响一是指人的情绪太过，致使邪火妄动，损耗其阴，虽无房事，也可致肾虚。另一方面是指人受喜、怒、忧、思、悲、恐、惊七情的影响，精神受到了强烈刺激，而使肾精亏虚导致的肾虚。

要补肾就要多按摩肾经穴位。在肾经上，涌泉穴是一个著名的穴位，它直通肾经，脚心的脚泉穴法是浊气下降的地方。经常按摩涌泉穴，可益精补肾，强身健康，防止早衰，并能舒肝明目，促进睡眠，对肾亏引起的眩晕、失眠、耳鸣、咯血、鼻塞、头痛等有一定的疗效。

按摩的具体方法是：每天在临睡前用40℃左右的温水泡脚，再用手互相擦热后，用左手心按摩右脚心，右手心按摩左脚心，每次100下以上，以搓热双脚为宜。此法有强肾滋阴降火之功效。

【健康提示】

肾虚类型的简易自我判断法：

1. 肾虚的共性表现：腰背酸痛、胫酸、膝软或足跟痛、发脱、齿摇、夜尿增多或尿余沥难尽、健忘、性功能障碍、两尺脉弱、久病不愈3年以上者。

2. 肾阴虚：主要表现为五心烦热、舌红苔少或裂或剥；次要表现为眩晕、耳鸣、咽干舌燥、失眠、盗汗、遗精、便干尿赤、脉细数、面色憔悴或颧红。

3. 肾阳虚：主要表现为畏寒、肢冷、水肿、舌淡或胖大有齿痕；次要表现为面色苍白、溏、小便清长、阳痿或早泄、体乏、脉深沉迟。

3. 女人更需补肾精和阴血

俗话说"男怕伤肝，女怕伤肾"。因此，补肾之事并不男人专利。

中医认为，就补肾来说，女性比男性更重要！女性有经、孕、产、乳、带的独特生理特点，以肾精、阴血为用。因此，肾精、阴血在女性的体内极易损耗、缺失。

女性朋友还会沾染上很多肾病。一般来说，女性的免疫力要比男性低一些，因此，一些诸如红斑狼疮、皮肌炎等自身免疫性疾病，就会成为女性的多发病。随着现代社会环境的变化，当免疫系统受到损害后，肾脏也会不可避免地受到损害。

另外，由于女性尿道比较宽、直，直接通向膀胱，容易引起膀胱炎、尿道炎等病症。如果在慢性发病期得不到控制，也会逆向导致肾炎。所以，女性天生就是肾脏类疾病的高发者。

由于生活与工作节奏的加快，现代女性承受着前所未有的竞争压力，特别是年轻的职场女性，同事间的倾轧、上下级关系紧张及感情问题的分分合合，都会成为她们压力大的源泉。脾气大、性格冲动是年轻人的共性，而女性又容易多愁善感。所以年轻女性是情绪最不稳定的一个群体。长期处在郁闷的情绪下，肌体的免疫力也会受到影响，肾脏可能因之出现亏损。

女性肾脏虚弱的表现会从头到脚的体现出来：一般肾虚的人头发没有光泽、口干舌燥、面色灰暗、耳郭颜色焦枯；有些人会有黑眼圈，反应低下，经常喉咙痛、劳累后腰膝酸软等。严重的人还会出现耳鸣、尿血、视力模糊等症状。另外，还会伴有晚上尿频、尿急，早上会有腹泻，冬天怕冷，经常会月经不调、头晕体虚、小腹胀痛等症状。

我遇见过这样一位女孩子：她从小就又瘦又高，结婚以后，因为月经间隔太长去看过医生，也没有什么大病。小孩生下来头几年，她开始不断地掉头发。她以为是洗发水的问题，可是换了多种洗发水后还是照旧。她还是坚持留着长发，由于保持一个姿势时间长了，经常腰部酸痛，同事提醒她有可能是肾不好，最好她才来看中医。我为其把脉后，发现她是典型的肾虚。

对于女性朋友来说，如何补肾呢？

（1）缩肛运动

任何时间、任何地方，当然鸟语花香的场景更好，你可以全身放松，自然地呼吸：呼气时做缩肛动作，吸气时放松，连续做 30 次左右。这个运动大有益处，可以预防年老时不自主地遗尿。

（2）多吃补肾食物

山药是女人之宝，有很好的益肾填精作用；栗子也有补肾壮腰之功。此外，补肾最好不要吃生冷油腻的食物，如生黄瓜、生萝卜、西瓜、甜瓜、柿子及油炸食品等；不要吃辛辣食物，如洋葱、辣椒、茴香、胡椒、薄荷等。

（3）按摩护肾

脚心的涌泉穴是浊气下降的地方，晚上边泡脚边搓脚心。此外，经常活动腰部，可使腰部的气血顺畅，补充肾气；用手指对腰部做按摩，也能补肾纳气。

【健康提示】

酒后饮茶小心伤肾，因为酒精绝大部分在肝脏中转化为乙醛之后再变成乙酸，乙酸又分解成二氧化碳和水。经肾脏排出体外，茶的茶碱可以迅速地通过肾脏产生强烈的利尿作用。这样，人体内的酒精就会在尚未被转化为乙酸、分解为二氧化碳和水之时，就以乙醛的形式过早的进入肾脏，从而对人的健康产生危害。

4. 冬季养肾重在防寒

冬三月草木凋零、冰冻虫伏，是自然界万物闭藏的季节，人的阳气也要潜藏于内。因此，冬季养生的基本原则也当讲"藏"。

由于人体阳气闭藏后，新陈代谢相应较低，因而要依靠生命的原动力——"肾"来发挥作用，以保证生命活动适应自然界的变化。中医认为，人体的能量和热量来源于肾。冬季的气候特点是寒冷，寒气通于肾，就是说寒邪首先侵袭人的肾。冬天为肾主令，人体五脏中，肾为阴脏，寒气又通于肾气，所以冬天养肾须防寒。

（1）饮食防寒

冬季饮食养生的基本原则应该是以"藏热量"为主，因此冬季宜多吃的食物有羊肉、狗肉、鹅肉、鸭肉、萝卜、山药、核桃、栗子、白薯等。还要遵循"少食咸，多食苦"的原则，冬季为肾经旺盛之时，而肾主咸、心主苦，当咸味吃多了，就会使本来就偏亢的肾水更亢，从而使心阳的力量减弱。所以，应多吃些苦味的食物，以助心阳。此外，黑豆、黑木耳、黑芝麻等黑色食品也是有利肾脏的，可以吃一些。

肾虚或肾亏的人，在冬天最好少吃绿豆等凉性蔬菜水果。饮食还要切忌粘硬、生冷食物，因为此类食物属"阴"，易使脾胃之阳气受损。

（2）起居防寒

《黄帝内经》指出："早卧晚起，以待日光。"意思是，冬天要早睡、晚起，起床的时间最好在太阳出来后为益，尤其是老年人更是应该这样。

冬天里还要注重双脚的保暖，因为脚离心脏最远，血液供应少且慢，因此脚的皮肤温度最低。中医认为，足部受寒，势必影响内脏，会导致腹泻、月经不调、阳痿、腰腿痛等病症。双脚的保暖除了选择合适的棉鞋外，还要注意每晚多用热水泡脚、多揉搓脚心。

（3）运动防寒

冬季应多参与室外活动，人体受到适当的寒冷刺激，可使心脏跳动加快，呼吸加深，新陈代谢加强，产生的热量增加。个人可根据自身情况选择步行、慢跑、拳剑、气功、健身操、羽毛球等项目。晨练不宜太早，以太阳初升为宜，以身体微热不出大汗为度。

（4）精神"防寒"

中医强调"神藏于内"。除了保持精神上的安静以外，人们还要学会及时调整不良情绪，当处于紧张、激动、焦虑、抑郁等状态时，应尽快恢复心理平静。

【健康提示】

"冬天主肾"，因为冬天人们怕冷、怕丢失阳气，所以冬天本身就是个需要好好保护肾脏的季节，也是比较适合补肾的季节，但目前有很多人很盲目地购买各种药物和保健品进补，其实并不科学，而适当的食补才是所提倡的。

一般说来，20至30多岁的年轻人不用刻意补肾，注意生活有规律、做好腰部的保暖即可；而40至50岁的人群，可以适当食补，如山药、芋头、洋葱和大葱可以适量食用；在医生的指导下，可以在炖汤时加入锁阳、当归、党参等药材。

5. 照顾好腰就是给肾大爱

《易经》告诉我们，任何事物都分阴阳。气为阳、寒为阴，寒容易伤气。从我们人体来看，哪些地方最怕寒呢？一个是脚，寒从脚生，所以在冬天的时候，袜子鞋子都要穿厚点。还有人的后背也最怕寒，所以在冬天的时候要注意戴帽子、围围巾。

此外，人体还有一个最重要的地方就是腰，它最怕寒。这是为什么呢？因为腰部里边藏着肾脏。阳气是藏于肾的，肾在腰部，腰要是受凉的话，很容易就伤了肾，同时也就伤了我们的阳气。

想要防止腰部受寒，除了正常的保暖外，还要加强一定的运动。

（1）**前屈后伸**

方法：两腿站立，与肩同宽，双手叉腰，先做腰部前屈，然后再做后伸，各做 5～10 次。运动一定要稳健，同时腰部肌肉要尽量放松。

（2）**转胯回旋**

方法：两腿站立，稍宽于肩，双手叉腰，呼吸均匀。以腰为中心，胯部分别按顺时针和逆时针方向，作水平旋转运动，速度由慢到快，旋转的幅度由小到大，反复各做 10～20 次。做此动作时上身要基本保持直立状态，腰要随着胯的旋转而动，身体不可过分地前仰后合。

（3）**交替叩击**

方法：两腿站立，与肩同宽，两腿微弯曲，两臂自然放松，左右转腰。与此同时，两臂随腰部的左右转动而一前一后的自然摆动，并借摆动之力，交替叩击腰背部和小腹，力量要适度，如此连续做 30 次左右。

（4）**拍击胸背**

方法：两手拍击胸背，左手拍胸时右手同时拍背，同样右手拍胸时左手同时拍背。两手可交替进行。

（5）**双手攀足**

方法：全身直立放松，两腿稍微分开，两臂上举，身体随之后仰到最大程度。稍停片刻，随即身体前屈，双手下移，让手尽可能触及双脚，再稍停，然后恢复原位。可连续做 10 次～15 次。做此动作时，两腿不可弯曲，否则影响效果。老年人及高血压患者，弯腰时动作要缓慢。

【健康提示】

患有腰肌劳损、腰椎间盘突出的人，受凉后会使病情加重，因此平时更要注意防风寒避潮湿。睡眠时注意腰部的保暖，劳动后出汗擦干身体时应避免受风，保护好腰。

6. 伤害肾脏的常见习惯

周围有很多朋友的肾都不是太好，经常来我这里寻医问药，我告诉他们一些养生之道后，肾的问题虽有一些缓解，但过一些时日问题又出来了。后来，我们通过不断的观察发现他们都有各种不良生活习惯，也就是说真正的罪魁祸首是这些不良生活习惯。所以，要保护好肾脏，必须从改变不良生活习惯开始。这些不良习惯是：

（1）不爱喝水

生活中，总有那么一些人对喝水都没有多大兴趣，甚至不觉得它重要，但其实这样很容易造成身体上的重大伤害。我们体内新陈代谢的废物主要是由肝脏和肾脏处理，仅占人体体重1%的肾脏却要接受全身1/4的心输出量，每分钟会有1至2公升的血液经过肾脏。因此，肾脏接受的废物远远多于其他脏腑器官。肾脏最重要的是负责调解人体内水分和电解质的平衡，代谢生理活动所产生的废物，并排于尿中，但在其进行这些功能的时候，需要足够的水分来进行辅助。

解决方法：一定要养成多喝水的习惯，这样可以冲淡尿液，让尿液快速排出，不仅能预防结石，摄食太多盐时也有利于尿液变淡，从而保护肾脏。

（2）爱喝啤酒

如果已经患了肾脏方面的疾病，又无限制地大量喝啤酒，会使尿酸沉积导致肾小管阻塞，造成肾脏衰竭。

解决方法：如果在验血的时候，发现肾脏有问题，恐怕肾功能此时已经受损不轻了。与其等验血来了解肾脏，还不如平时就定期进行尿检，因为验尿是了解肾脏最为简便快捷的方法。

（3）不当食用蔬果

多吃蔬菜水果有益健康，这是一般人的观念，不过对于有慢性肾功能障碍的人来说，蔬菜水果这些平常被认为有助天然降血压的食物中含高钾成分，长期食用反而会造成他们肾功能的破坏。其实对肾功能不佳的人来说，钾也是会加重肾脏做工的成分，对肾的伤害很大。

解决方法：如果患有慢性肾功能障碍，就应该注意适当食用蔬果，避免对肾脏造成影响。不喝太浓的蔬果汁、火锅汤、菜汤，饮食以清淡为宜。

（4）用饮料代替开水

白开水的平淡无味，相比之下，汽水、可乐等碳酸饮料或咖啡等饮品理所当然地成为了白开水的最佳替代者。但是，这些饮料中所含的咖啡因，往往会导致血压上升，而血压过高，就是伤肾的重要因素之一。

解决方法：尽量避免过多地喝饮料，以白开水取而代之，保持每天饮用 8 大杯白水，以促进体内毒素及时排出。

（5）吃太多肉

美国食品协会曾经建议，人类每天每公斤体重的蛋白质摄取量为 0.8 克，也就是说，一个体重 50 公斤的人，每天只能摄入 40 克蛋白质。因此，一天也不能吃多于 300 克的肉，从而避免对肾脏造成太大的伤害。

解决方法：如果尿中发现有尿蛋白，又吃了太多肉类，长期如此会使肾功能受到损害。每餐肉类和豆制品的摄入量应控制在手掌大小约 0.5 公分厚度。如果有慢性肾炎的人，这个量应该再减少。

（6）滥服止痛药

有研究表明，长期服用混合性的止痛药，人体的血流速度会被迫降低，因此将严重影响肾脏的功能。此外，值得注意的是，止痛药引起的肾衰竭患者也比较容易发生膀胱癌。

解决方法：不管服用哪种止痛药，都只适合偶尔服用，绝对不能长期服用。如果长期需要依赖止痛药，就必须就医做彻底检查。

（7）吃太多盐

盐是让肾负担加重的重要元凶之一。我们饮食中的盐分95%是由肾脏代谢掉的，摄入得太多，肾脏的负担就被迫加重了，再加上盐中的钠会导致人体水分不易排出，又进一步加重肾脏的负担，从而导致了肾脏功能的减退。

解决方法：科学的每天摄盐量应该控制在6克以内，而其中有3克可以直接从日常食物中获得。因此，食物调味时加盐应该保持在3~5克以内。值得注意的是，方便面中的盐分特别多，经常吃的人最好减量食用。

（8）压力太大造成血压升高

血压过高，已经成为对现代人健康的一大威胁，很大一部分是因为生活工作压力过大造成，从而间接地影响到肾脏的正常运作。压力大常见的症状就是失眠，男性的血压平均比女性高出5~10毫米汞柱，而失眠平均会造成血压升高2~5毫米汞柱。

解决方法：年轻人一般很难发现自己的高血压情况，因此不管年龄多大，最好每隔一段时间就进行一次血压测量，并且预防熬夜及压力过大使血压升高。

（9）食用来路不明的药食

近几年来，因为食用蛇胆或草鱼胆等奇特食物而引发急性肾衰竭的情况屡见不鲜。许多人都是因为一时好奇，甚至盲目服用中药来壮阳。其实，很多中药里都含有马兜铃酸等肾毒性的成分，不仅会给肾脏带来巨大的伤害，有的甚至会对全身造成危害。

解决方法：鱼胆或蛇胆虽然常常被宣称具有壮阳、清热解毒或治疗青春痘的疗效，但即使是中药用的鱼胆或蛇胆，都必须经过特殊炮制才能清楚它的毒性，切勿盲目服食。

【健康提示】

肾脏与人体的其他脏器一样，需要给予一定的营养保健才不至于受到伤害。对于肾衰患者来说，平时应限制蛋白质的总摄入量，并且摄入的蛋白质应以人体必需的优质动物蛋白（如牛奶、蛋类、鱼和瘦肉等）为主，植物蛋白应减少，同时保证充足的热量（如多吃红薯、麦淀粉饮食等）。还要少吃含钾高的食物。如香蕉、柑橘、草莓、西瓜、菌类食品、土豆、西红柿、南瓜等。

7. 饵舌——含在嘴里的养肾妙方

《易经》一书中告诉我们很多古人的养生方法，这些都凝聚着我们祖先几千年来的养生智慧。其中，最简便且最有用的当属"饵舌"。

什么是"饵舌"？其实就是我们古人的吞津法，在中医上称为"饵舌"。《黄帝内经》告诉我们，有肾病或肾亏的人，就可以静心呼吸，然后用舌头搅拌舌下的唾液，并徐徐下咽，这就是吞津法。

很多人感觉奇怪，这可是唾液啊？吞下又有什么用呢？中医上讲，"脾为涎，肾为唾。""肾为先天之本，脾为后天之本。"涎较稀，唾较稠厚，二者没有明显的区分，合称为"唾液"，中医上也称"津液"、"甘露"、"金津玉液"、"玉泉"、"天河水"等。因唾液来自于脾和肾这两个人体的先后天之本，所以唾液是人体一种重要的物质，是人体津

265

液中重要的部分。唾液的充足反映了人体精气的充盈与否，保持唾液的充足和流动对养生有着重要的作用。

我国古代早有记载，不少名人、养生家、练功家坚持用唾液为健身服务，所谓"津宜数咽"、"咽津养生法"等便是。宋代文学家苏东坡向友人介绍他的养生方法说："以舌搅唇齿内外，漱练津液……如此者三月，津液满口即低头咽下，意送丹田，意津而气和。"

前汉的刘京，晋代的王质、蒯京都活了100多岁，都得力于"咽津养年法"。古籍《红炉点雪》中还从生理角度阐明唾液有如此养生之功的原因，说："津（唾液）即咽下，在心化血，在肝明目，有脾养神，有肺养气，在肾生精，自然百骸调畅，诸病不生。"

所以我们人体充满了宝贝，普普通通的唾液竟然也是宝。我们很多人在锻炼的时候，把唾液一口一口地吐掉了，这就很可惜。所以，以后我们在锻炼的时候，可以随时搅拌我们舌下的唾液，把它咽下去。

有这么一个故事，说有个闺阁小姐生病了，越来越瘦。她的老父亲很着急，就把老中医请来。老中医来看了一下，发现门后有一大堆瓜子壳。就问小丫鬟说："小姐是不是爱嗑瓜子？"丫鬟说："对啊，一天要嗑一大碗。"老中医说："肯定是用嘴嗑的吧！"丫鬟点头称是。于是老中医告诉她父亲说小姐的病根就在这瓜子上，就是因为她的唾液随着瓜子壳都被吐出去了。老中医告诉丫鬟把这些瓜子壳通通地收集起来熬成水，让她小姐一天喝一点，几天以后就好了。

瓜子是很好的食品。向日葵是天阳的骄子，太阳转到哪儿它跟到哪儿，它吸收太阳的精气最多。我们看南瓜、石榴、柿子等，凡是向阳的东西、高处能够得到阳光的东西，都补阳气。瓜子是很好的补阳的食品，但是你不要老用嘴嗑，用手剥最好。

咽唾液的养生方法很简单：用舌头贴着上下牙床、牙龈、牙面来回搅动，顺时针9次，逆时针9次；当感觉口中有唾液分泌时，不要马上咽下，继续搅动，待唾液满口（刚开始做时，可能唾液不多，久久习

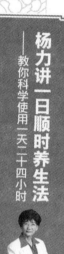

练就会增多），用口中的唾液漱口（也叫鼓漱）36次；最后将唾液分三小口慢慢咽下，感觉汩汩有声，一直滋润到下腹部。

这套养生法可以在早晨起床后、午饭后、睡觉前各做一次，每次做3分钟左右，站立、坐着均可。

【健康提示】

以下是通过自我按摩保健肾脏的几种方法：

1. "鸣天鼓，叩天钟"：古人有"入暮鸣天鼓，晨起叩天钟"的说法，即晚上用两手掌心紧贴两耳，十指按抱后脑，然后有节奏的用食指尖弹向枕骨凹陷处。每次左右各弹50下，早晚各一次，对眩晕耳鸣、健忘、思维能力减退等症有一定疗效；早上起床时，上下齿叩击36次，叩击时将口水吞咽下去，有健齿益肾的功效。

2. 填肾精：盘腿静坐，意守丹田，然后每隔半分钟咽一次唾液能填养肾精。

3. 腹压按摩：端坐椅上，吸气之后用力憋气3～5秒，同时收缩腹肌增加腹部压力，如此反复有节奏地进行锻炼。此法可利用腹压的升高和降低来挤压按摩肾脏，对肾脏也是一种有节奏的冲击，有补肾固精、通经活血之效。

8. 易患肾病的坎卦人养生之道

坎卦人在五行中代表了水。水性偏寒，寒气通于盛，坎卦人的特点就是多阴少阳，表现在面相上就是面青，偏黑，脸长且瘦。坎卦人秉天之水气，性至阴柔，如《易经·说卦》所说"坎为水"，"坎，陷也"。另外一个显著的特点就是耳朵偏大，这是因为坎卦是主耳的。

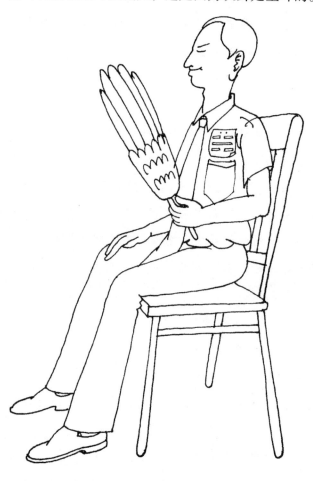

坎卦人

坎卦人的特点就是高度内向，城府较深，多阴而沉静，沉默少言，善谋，长于心计，有参谋家的素质，耳朵特灵敏而善于聆听。这类人的寿命是偏长的，因为他们阳气耗得少。

坎卦人容易患的疾病往往和肾脏相关，因为坎属水，水气通于肾。此外，水性寒且阴，所以坎卦人也容易得寒病，甚至抑郁症，这是因为他极端内向，不愿意把自己的话说出来，总是憋在心里就容易得抑

杨力讲一日顺时养生法
——教你科学使用一天二十四小时

郁症。

坎卦人如何养生呢?

坎卦人在养生方面应注意"三防",即防肾病、防寒病、防阳虚;在饮食方面应该多吃一些温补的、温阳散寒的东西,少吃一些寒凉之物。还要防抑郁症,平时要多参加集体活动。

【健康提示】

坎卦人到了中年以后,身体阴精会渐渐变少,如果此时服用峻补温燥的药物,极易导致阴精更加亏虚。因此,坎卦人想要通过服药来补肾精,一定要遵循专业医生的意见,切莫盲目乱补。

9. 恐伤肾,思胜恐

《素问·阴阳应象大论》中说:"恐伤肾。"恐又称为惊恐。确切地说,惊与恐还是有一定区别的。惊是指受到突然的、意外的、较强烈的刺激,常为自己所不知之事;恐则是指恐惧过度,常为自己已知之事。但因惊后每可致恐,恐者也每遇事易惊,所以常将两者相提并论。

肾在志为恐。过恐最易伤肾,可致肾气耗损,精气下陷,升降失调,出现大小便失禁、遗精、滑泄、堕胎早产等。

恐伤肾,怎么办呢?找思来胜恐。恐是肾的情志,思是脾的情志,脾属土,肾属水,因为土克水,所以如果因为恐惧伤了肾,让人不能战胜惊恐,那就可以选用让他思念的办法来制约肾,所以脾思能制约肾恐。

有这样一个故事：一位老人有一次经过一个坟地，突然间从一个坟头的背后窜出一条狗来，一下子差点就把他扑倒。他两条腿都吓软了，还以为从坟里面钻出来个鬼，回到家后就开始天天晚上做噩梦，这就是"恐伤肾"。后来有医生教给他家人一个办法，让人悄悄把他最小的儿子带到一个住得很远的亲戚的家里，结果呢？果然他每天的噩梦都转变成了和小儿子在一起玩的美梦，不久病就痊愈了。

【健康提示】

当一个人过分恐惧的时候，要注意定住心神，要理智，同时要学会分析情况。如果问题能解决，就赶快落实执行，去解决。如果解决不了，就暂时放下心来，恐惧并没有用。

杨教授在线养生问答

问：生活中，许多男性常把性健康问题归纳于"肾虚"与壮肾补阳。再加上，社会上形形色色的补肾壮阳药的宣传，"十个男人九个虚"、"肾虚就要补精"、"补肾就是壮阳"的想法，这让很多男人认为："我是不是也肾虚？""是不是也应该补一补呢？"

答：这其实是一个很大的误区。实际上，那些怀疑自己肾虚的男性，心理因素所占的比例要明显高于器质性因素。也就是说，就是心态不好，总觉得自己不行，怀疑自己有器质性的疾病。即使有性功能障碍方面的问题，也不一定是由肾亏引起的。有很多男性求助医生如何解决性功能低下的问题，并暗示说要补肾，都是来源于过重的心理负担。

更有一些中年男性，身体明明没有明显疾病，却表现出疲劳、乏力、头晕、腰酸背痛等症状，就很自然地把"开始虚弱"的帽子往自己头上戴。其实这些主要是由于饮食无节、运动过少、烟酒无度、生活工作的压力大等原因造成的。如果不明医理，而滥用补肾壮阳药，短期内可能会得到生活满足，但时间一长，会招致整体健康与性健康的下降，严重透支生命。

其实养好肾的最好方法就是适度的运动加充足的睡眠。适度的运动能改善体质，促进营养的吸收，从而使肾气得到巩固；充足的睡眠是恢复"精气神"的重要保障。

问：杨老师，我今年 32 岁，总感觉莫名的腰酸背痛，尤其是到了冬天还感觉四肢发冷。医生说我是肾阳虚，请问冬天里如何养肾阳呢？

答：如果你真的是肾阳虚，只要记住这"三多三少"即可：所谓的"三多"就是多穿衣服，裤子要暖；多晒太阳；多吃温补。"三少"是指少过多出汗；少过度劳累（包括过度运动）；少吃寒凉。

问：有没有什么方法自己测一测肾功能的好坏呢？

肾功能好的人，精神好、脚步轻快、睡眠好、耳聪目明；相反，肾功能差的人，夜尿多，常常头昏眼花，腰痛腿软，眼圈发黑，容易脱发。

此外，判断自己肾功能的好坏还要注意日常的尿量。一般正常人每天的排尿量应该在 1000~2000（相当于 2~4 个矿泉水瓶）毫升左右，多于 2500 毫升或少于 800 毫升都可能是肾脏出现了问题。

附录 10

【肾经的行经路线】

足少阴肾经，起于涌泉穴、止于俞府穴，左右各 27 穴。本经循行路线为：

1. 足少阴肾经起于足小趾端，斜向于足心（涌泉穴），出于舟骨粗隆下（然骨穴），经内踝后进入足跟，再向上沿小腿内侧后缘上行，出腘窝内侧，直至大腿内侧后缘，入脊内，穿过脊柱，属肾，络膀胱。

2. 它有一直行经脉，从肾上行，通过肝和膈肌，进入肺中，沿着喉咙，夹舌根旁（通廉泉）。

3. 另有一支脉，从肺出来，联络心脏，流注于胸中，与手厥阴心包经相接。

【足少阴肾经图】

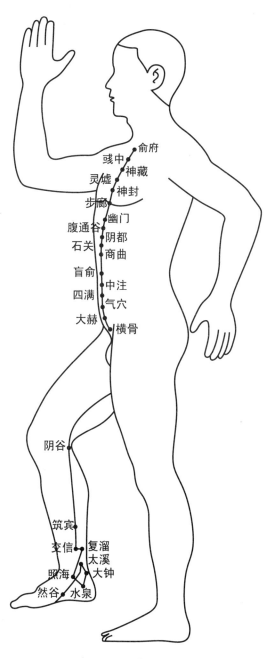

俞府
彧中　神藏
灵墟
　　神封
步廊
　　幽门
腹通谷　阴都
石关　商曲
肓俞
　　中注
四满　气穴
大赫　横骨

阴谷

筑宾
交信　复溜
　　太溪
照海　大钟
然谷　水泉

足少阴肾经图

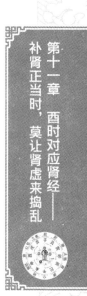

273

【肾经预防和主治病症】

1. 泌尿生殖系统疾病：急慢性前列腺炎、阳痿、早泄、遗精、术后尿遗留、睾丸炎、痛经、月经不调、盆腔炎、附件炎、胎位不正、各种肾炎、水肿。

2. 头面疾病：头痛、牙痛。

3. 其他疾病：消化不良、泄泻、耳鸣耳聋、腰痛、中风、休克、经脉所过的各种关节及肌肉软组织病。

【肾经的常用穴位举例】

经络	穴名	位置	主治
足少阴肾经	涌泉穴	足底中线的前、中 1/3 交点处，足趾屈膝时呈凹陷处	咽喉痛，舌干，失音，小便不利，大便难，头顶痛，头晕眼花，小儿惊风，癫疾，昏厥，转筋
	然谷穴	在足舟骨粗隆前下缘凹陷处取穴	月经不调，阴挺，阴痒，白浊，遗精，阳痿，小便不利，泄泻，胸背胀痛，咯血，小儿惊风，口禁不开，黄疸，下肢痿痹，足跗痛，消渴
	太溪穴	内踝尖与跟腱连线的中点	头痛目眩，咽喉肿痛，牙痛，耳聋耳鸣，咳嗽气喘，咯血，消渴，月经不调，失眠，下肢厥冷，内踝肿痛，胸痛，腹胀

经络	穴名	位置	主治
足少阴肾经	大钟穴	太溪穴下0.5寸，当跟腱内侧前缘取穴	咯血，气喘，痴呆，嗜卧，大小便不利，月经不调，足跟痛
	水泉穴	太溪穴下1寸，当跟骨结节内侧上缘	月经不调，闭经痛经，阴挺，小便不利，目昏花，腹痛
	照海穴	太溪穴上2寸，当腱内侧前缘处取穴	嗜卧，惊恐不宁，月经不调，痛经，赤白带下，阴挺，疝气，小便频繁，咽喉干燥，目赤肿痛，脚气，梅核气
	复溜穴	太溪穴直上2寸，当腱内侧前缘处取穴	水肿，腹胀，腿肿，盗汗，泄泻，肠鸣，脉细无力，腰脊强痛，发热无汗，舌干口燥

【足少阴肾经穴歌】

足少阴穴二十七，涌泉然谷太溪溢，
大钟水泉通照海，复溜交信筑宾实，
阴谷膝内跗骨后，以上从足走至膝，
横骨大赫连气穴，四满中注肓俞脐，
商曲石关阴都蜜，通谷幽门寸半辟，
折量腹上分十一，步廊神封膺灵墟，
神藏或中俞府毕。

【足少阴肾经经穴分寸歌】

足心陷中是涌泉，然谷内踝一寸前。
太谿踝后五分是，大钟跟后踵中边。

水泉谿下一寸觅，照海踝下四分传。

复溜内踝后二寸，交信沿上二寸联。

二穴只隔筋前后，太阴之后少阴前。

筑宾内踝上腨分，阴谷膝下曲膝间。

横骨大赫并气穴，四满中注亦相连。

五穴上行皆一寸，中行旁开一寸边。

肓俞上行亦一寸，但在脐旁半寸间。

商曲石关阴都穴，通谷幽门五穴缠。

下上俱是一寸取，各开中行寸半前。

步廊神封灵墟穴，神藏彧中俞府安。

上行寸六旁二寸，俞府璇玑二寸观。

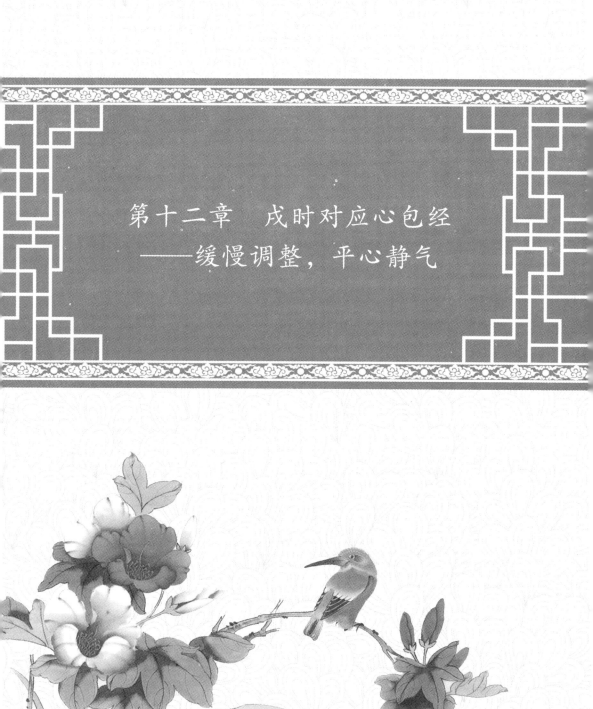

第十二章　戌时对应心包经
——缓慢调整，平心静气

【戌时】又称黄昏，又名日夕、日暮、日晚，即晚上 19 点整至 21 点整。此时是十二个时辰的第十一个时辰。是狗开始守门的时候。

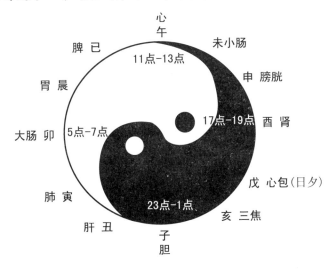

时辰图

【对应经络】手厥阴心包经，每日戌时周身气血俱注于心包，本经络属心包，络三焦。

【养生重点】缓慢调整，平心静气

戌时周身气血流经人体的心包经，此时阴气渐重，但阳气尚可，属心包经值班，能协调五脏六腑。何谓心包？心包实际上就是心脏的外膜组织，主要是保护心肌正常工作的。很多人出现心脏的毛病都可以归纳为心包经的病。如果你心脏跳得特别厉害，那就是心包受"邪"了的缘故。心包经又主喜乐，所以人体在戌时应该稍有些娱乐，让身心愉快。

此时养生的关键：晚饭后散步回来应喝一杯水，以防夜晚血液黏滞度升高。此时也是准备睡眠的时间，人应在这时准备入睡或进入浅睡眠状态。睡前要静心养气，用冷水洗脸、温水刷牙、热水洗脚，睡时宜采取右侧卧位，可利于保护心脏。

此时也是一天中工作学习的第三个黄金时间，8 点左右是人记忆力最好的时候，学生可以在此时背背书，做做作业，大人也可以工作学习。

1. 戌时按揉心包经是对心的最好关怀

心包经在何处呢？心包经是两臂阴面中间的一条很重要的经络，它是从心脏的外围开始的，到达腋下 3 寸处，然后沿着手臂阴面直到中指。

戌时，即 19 点到 21 点，这时正好是心包经当令。我们从名称可以看出，心包经与心是有一定关联的。其实中医所说的心包就是心外面的一层薄膜，当外邪侵犯时，心包就要挡在心的前面，起保护作用。所以，很多心脏上的毛病都可以归纳为心包经的病。如果没有原因地感觉心慌或者心似乎要跳出胸膛，这就肯定是心包受邪引起的，不是心脏疾病。

经常按揉心包经对于解郁、解压的效果非常好。如果你是过了 35 岁的朋友，那么平时按揉心包经更是很有必要。因为这些人长时间饮食不合理，生活习惯不健康，使得很多他们极易与心肌梗死、脑中风等严重病症结缘。平时若坚持按揉心包经，就可保证血液在血管内欢快的流畅，顺利排出体内多余的胆固醇。

如何按揉心包经呢？按揉心包经时，关键在于得气，按压速度不宜太快。因为我们的主要目的是让经络上每一点的按压，都能真正被传送到心包上，从而使心包内的积液、废物尽快地被排泄掉，使心脏恢复活力并增强搏动力。

按压心包经时，要从胸到手循经按压，穴位正确与否不重要，所谓"离穴不离经"。只要沿着这条线一点一点地按压过去，遇到痛的点就停住不动，直到它不痛，要让按压到的每一点都能一直传导到心脏里去。每一点的按压都要深透，但不是力量重，而是时间长，这样才能得气。每一点按下去都能听到声音就通透了。

除了心包经整体经脉要常按揉外，对于心包经上的单个穴位也要特殊照顾。

(1) 劳宫穴——养心降压奇穴

半握拳，食、中、无名及小指轻压掌心，当中指与无名指两指间，即是本穴。当血压急剧上升时，只要刺激位于手掌中央的劳宫穴，便会降低血压，并有很好的效果。刺激方法为以大拇指从劳宫穴开始轻轻按压，逐个按压到每个指尖，左右交换按压，按压时一定要保持心平气和、呼吸均匀。

另外，如果在一些场合觉得紧张，手心出汗、心跳加快、呼吸困难，这时你不妨按按左手的劳宫穴，它可以帮你找回从容自信的感觉。

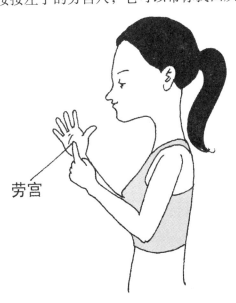

劳宫穴

(2) 天池穴——除胸闷，缓解心痛要穴

此穴在乳头外 1 寸，前正中线旁开 5 寸处。经常按摩此穴有宽胸理

气之功效，可治疗心绞痛、胸痛、胸闷等病症。按摩时，用双手拇指或中指的螺纹面或指端适当的，轻缓柔和按摩两侧天池穴。

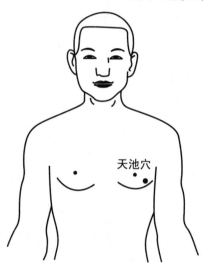

天池穴

（3）郄门穴——治心痛要穴

在前臂掌侧，当曲泽穴与大陵穴的连线上，腕横纹上5寸。当你心脏不舒服的时候，就可以用指尖用力按压郄门穴，每隔3~5秒休息1~2秒，反复刺激3~5次即可。一边按压时手腕要一边往内旋转，这样能收到很好的疗效。

（4）内关穴——安神要穴

仰掌握拳，从掌后第一横纹上2横指，两条大筋之间，即是本穴。内关穴为心包经的络穴、八脉交会穴与阴维脉相会，对心律不齐，冠心病心绞痛等心脏方面疾病，常选用内关穴来治疗。内关穴如有青筋凸起，扭曲，紫暗，提示心包经有堵塞不畅，要注意心脏疾病发生。按摩时，可用左手的拇指尖按压右内关穴上，左手食指压在同侧外关上，按摩10~15分钟，之后再用右手按摩左侧的穴位，每日2~3次，按摩以产生酸胀的感为度。

什么时候按揉心包经最好呢？当然是在戌时气血流注最旺的时候最好啦。这段时间吃过晚饭正是应该促进消化的时候，但是不要在晚饭后立刻就做，那反倒会影响气血的运行，最好在饭后半小时后施行最好。

2. 怎样才能吃一个健康的晚餐

按理说晚餐最好在酉时吃，这样可以给脾胃在入睡前有足够的消化时间。但是随着生活节奏加快，对于上班族来说，晚餐真是越来越晚了。大多数上班族的晚餐多发生在戌时这个时间段。

一天之中，最放松的时候就是晚上，也只有到了晚上才能真正放松下来稳坐在餐桌前，美美地大吃一顿。殊不知，这是极不符合养生之道的。无数的医学研究表明，晚餐不当是引起多种疾病的"罪魁祸首"，一些常见慢性疾患正是不良晚餐习惯长期作用的结果。

那么，晚餐究竟应该怎样吃最健康呢？

（1）晚餐要早吃

有关研究表明，晚餐早吃可大大降低尿路结石病的发病率。在晚餐食物里，含有大量的钙质，在新陈代谢进程中，有一部分钙被小肠吸收利用，另一部分则滤过肾小球进入泌尿道排出体外。人的排钙高峰常在餐后 4～5 小时，若晚餐过晚，当排钙高峰期到来时人入睡，尿液便潴留在输尿管、膀胱、尿道等尿路中，不能及时排出体外，致使尿中钙不断增加，容易沉积下来形成小晶体，久而久之，逐渐扩大形成结石。

多数现代人下班时间都在五六点左右，到了家中也有六七点了，这时就可以准备一天的晚餐了，不要太晚。

（2）晚餐要素吃

在现实生活中，大多数家庭晚餐非常丰盛，这样对健康不利。摄入蛋白质过多，人体吸收不了就会滞留于肠道中，会变质，产生氨、吲哚、硫化氨等有毒物质，刺激肠壁诱发癌症。若脂肪吃得太多，可使血脂升高。大量的临床医学研究证实，晚餐经常进食荤食的人比经常进食素食的人血脂一般要高 3～4 倍，而患高血脂、高血压的人如果晚餐经常进食荤食无异于火上浇油。

因此，我们的晚餐一定要偏素，以富含碳水化合物的食物为主，尤其应多摄入一些新鲜蔬菜，尽量减少过多的蛋白质、脂肪类食物的摄入。

（3）晚餐要少吃

与早餐、中餐相比，晚餐宜少吃。一般要求晚餐所供给的热量以不超过全日膳食总热量的 30%。晚餐经常摄入过多热量，可引起血胆固醇增高，过多的胆固醇堆积在血管壁上，久而久之就会诱发动脉硬化和心脑血管疾病。晚餐过饱，血液中糖、氨基酸、脂肪酸的浓度就会增高，而晚饭后人们的活动量往往较小，热量消耗少，上述物质便在胰岛素的作用下转变为脂肪，日久身体就会逐渐肥胖。

【健康提示】

生活中，有的人从不回家吃晚饭，下班后就开始每天的应酬，吃喝几个钟头，才腆着肚子、晃着身子各回各的家。还有的人加班熬夜后把晚餐和夜宵放在一起，吃完后马上睡觉。一些家庭在晚上八九点钟，甚至十点才吃晚餐。其实，这些不好的习惯容易引起多种疾病，因此这些坏习惯应该及时改掉。

3. 晚饭过后的养生保健方

戌时是晚上 7 点 ~ 9 点这个时间段，饭后闲暇时间较长，正好可养生。下面我为大家推荐几种比较好的饭后养生法。

(1) 食后手摩腹

吃完晚饭的半小时后可以自己按摩腹部，这样既可促进胃肠蠕动和腹腔内的血液循环，有益于增加胃肠功能，又可作为一种良性刺激，通过神经传入大脑，有益于中枢神经系统功能的调节和发挥，有利于强身防病。你可以用掌心着腹，以脐部为中心，慢慢而轻柔地顺时针和逆时针按摩各 20 圈。

(2) 食后慢慢走

饭后去小区里慢步行走，有助于促进胃肠蠕动，也有利于胃肠消化液的分泌和食物的消化吸收，对人体的健康有益。但饭后不可急步快走，不可进行剧烈运动，不可立即坐下或躺下休息，否则会给身体带来不利。

(3) 饭后听音乐

戌时是心包经主喜乐的时间，这时可听听柔和轻快的音乐，这样可以作为一种良性刺激通过中枢神经系统调节人体的消化吸收功能。与此相反，喧闹嘈杂的声音、强烈激昂的节奏、混乱不堪的环境、污浊难闻的气味，毫无疑问会对情绪和食欲带来不良影响。因此，饭后欣赏轻柔明快、美妙动人的乐曲，对养心有很大的好处。

(4) 饭后要漱口

饭后漱口，可保持口腔的湿润度和清洁固齿，可刺激舌上味觉功能，还可有效地防治口腔及牙齿的疾病，保护好口腔和牙齿，有益于增进食欲和帮助消化吸收。

【健康提示】

很多人在晚饭时大量饮酒，酒后还要来点情色。其实酒后最忌讳房事，因为饮酒后，前列腺、精囊、精阜及输精管道充血，特别是前列腺和精阜交合时，上述器官更易充血，容易诱发前列腺与精阜的炎症。

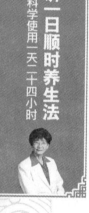

4. 戌时看电视莫要伤了眼

电视已成为现代人晚上必不可少的内容，而戌时正是很多人都会守在电视机旁的时间。有的人一看就是几个小时。特别老年人无事可做，又不爱活动，往往更爱坐电视机前消磨间，结果老是弄得自己头昏脑胀、疲乏无力。

要知道，看电视过久对眼睛是很不利的。当连续看 4～5 小电视时，视力就会暂减退 30%，过一段时间后才恢复到原来的状态。如果连续的长时间看电视，视力就不可能得到恢复，便会形成长期性的视力减退。特别是看彩电，它会大量消耗视网膜上的圆柱细胞中的视紫红质，视力衰退更快。因此，看电视也要掌握正确的方法。

（1）电视机的位置和距离

电视机的放置要尽可能放在光线比较柔和的角落，高度也要适当，不要太高或太低。电视机的屏幕中心最好和眼睛处在同一水平线上或稍低一些。

看电视时，眼部肌肉处于紧张状态，眼和屏幕的距离要合适。距离太近，看起来模糊不清，容易引起视力疲劳；距离太远，又不易看清，更不能躺着看电视。一般来说，电视机和人的距离应该是屏幕对角线的4～6倍。也可以用简便方法测量，就是将一只手向前伸直，手掌横放，闭上一只眼睛，如果手掌正好把电视屏遮住，这个距离较为合适。

另外，看电视时，最好坐在屏幕的正前方，如果坐在旁侧，观察角不应小于45度。

（2）电视机的对比度和房间的亮度

电视机的对比度太大，光线亮度不均匀，视力更为集中，容易引起眼睛疲劳。对比度太小，图像色彩不分明，也不容易看清楚。有的人看电视喜欢把屋子里的灯都关掉，这样屏幕的亮度和四周黑暗的环境形成了鲜明的对比，长时间观看，眼睛很不舒服。相反，如果房间里的灯光很亮，那么屏幕上的图像就显得灰暗，也看不清楚。

所以，看电视时，屋子里的光线不要太暗，也不要太亮，可以在屋子里开一盏柔和的小灯或红色的灯泡，这样眼睛就不容易疲劳了。

（3）控制看电视的时间

看电视的时间不能太长，特别是青少年，以1～2小时为宜。在观看过程中，要趁调换节目或广告节目的间隙，闭上眼睛短暂休息，或向远处眺望一会儿，以免眼睛过度疲劳而影响视力。

此外，为了保护眼睛，平时可多吃些蔬菜和水果，如胡萝卜、豆芽、橘子、广柑、红枣等，对保护眼睛有一定作用。

【健康提示】

看电视时时间长了可以做一做保健操：

1. 挺胸抬头，两眼平视，脚尖触地，两脚跟上提，尽量向上；同时双臂屈肘，有节奏地前后摆动。做1～2分钟。

2. 弯腰并深呼气，同时脚趾上跷，后跟着地；然后再伸腰并深吸气，同时把脚趾放回地上。反复做 30 次。

3. 两肩放松，轻轻而有节奏地向前向后各旋转 15 次。

4. 两手十指交叉抱颈，挺胸，两腿不动，向左转体至最大限度，而后还原，再向右转体至最大限度，左右各做 6 次。

杨教授在线养生问答

杨力讲一日顺时养生法

——教你科学使用一天二十四小时

问：我每次在戌时按压心包经时都会感觉很痛，这正常吗？

答：这种情况多是你的它已经阻塞了，而且身体也在努力地要使它通畅，所以按压起来会很痛。这时你要做的就是要帮助身体尽快打通它，所以更应按压改善。

如果按压时不会觉得痛，一方面可能是你的经络没有阻塞，所以按压起来就不痛。此时你可以保持每周两次的按压，以帮助心脏拥有良好的工作状态；另一方面是你的经络可以已经严重阻塞了，同时你体内的气血水平又非常低，导致气机难以运行到这一段经脉上，按压时就不会有痛感。这时最好先敲心包经，并坚持早睡，让身体的血气赶快充足起来，等到身体有能力做修整、调理的工作了，再按压心包经时就会有效果了。

问：杨老师你好，我老公每周末晚上的应酬都很多，每次都是喝醉了，我很担心他的身体，请问有没有好办法能够帮他解酒呢？

答：一般来说，食物是最好的解酒药，你可以让他在每次应酬前后多吃以下食物：

1. 蜂蜜：蜂蜜中含有一种特殊的成分，可以促进酒精的分解吸收，减轻头痛症状，尤其是红酒引起的头痛。

2. 西红柿汁：西红柿汁富含特殊果糖，能促进酒精的分解。一次饮用西红柿300毫升以上，能使酒后头晕感逐渐消失。

3. 葡萄：葡萄中含有丰富的酒石酸，能与酒中的乙醇相互作用形成酯类物质，达到解酒的目的。如果的饮酒在前用，还能预防醉酒。

4. 西瓜：西瓜清热去火，能使酒精快速随尿液排出。

5. 芹菜：芹菜中含有丰富的B类维生素，能分解酒精。

6. 酸奶：酸奶能保护胃黏膜，延缓酒精吸收，而且钙含量丰富，对缓解酒精后的烦躁特别有效。

7. 香蕉：酒后吃一点香蕉，能增加血糖浓度，降低酒精在血液中的比例，达到解酒的目的。

8. 橄榄：橄榄自古以来就是醒酒、清胃热、促食欲的良药，既可直接食用，也可加冰糖炖服。

附录 11

【心包经的行经路线】

手厥阴心包经起于天池穴、止于中冲穴，左右各9穴。本经循行路线为：

1. 手厥阴心包经起于胸中，出属于心包络，通过横膈，依次循序下行，通过胸部、上腹、下腹，联络三焦。

2. 胸部有一分支：从胸中出于胁部，经腋下三寸处（天池穴），上行至腋窝，沿上肢内侧，于手太阴、手少阴之间，直至肘中，下向前臂，走两筋（桡侧腕屈肌腱与掌长肌腱）之间，过腕部，人掌心（劳宫穴），到达中指桡侧末端（中冲穴）。

3. 掌中有一分支：从掌中（劳宫穴）分出，沿着无名指尺侧至指端（关冲穴），与手少阳三焦经相接。

【手厥阴心包经图】

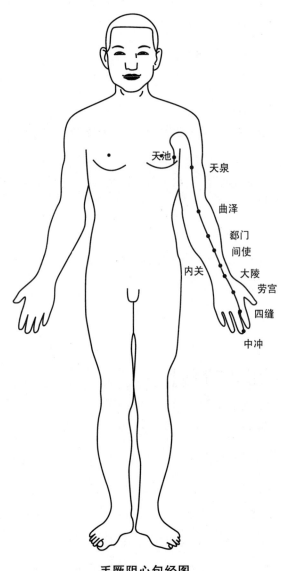

天池

天泉

曲泽

郄门
间使

内关

大陵
劳宫

四缝

中冲

手厥阴心包经图

【心包经预防和主治病症】

1. 心血管疾病：心慌、心动过缓、心动过速、心绞痛、心肌缺血、胸闷。

2. 其他疾病：恶心、呕吐、抑郁症、中暑、休克、小儿惊风、胃痛胃胀、经脉所过的关节肌肉痛。

【心包经的常用穴位举例】

经络	穴名	位置	主治
手厥阴心包经	天池穴	乳头外1寸，当第四肋间隙中	胸闷，心烦，咳嗽，气喘，胸痛，乳痈
	天泉穴	臂内侧，当腋前纹头下2寸，肱二头肌的长、短头之间	心痛，善惊，心悸，胃痛，呕吐，咯血，转筋，热病，烦躁，肘臂痛
	郄门穴	仰掌，于腕横纹上5寸，当掌长肌腱与桡侧腕屈肌腱之间取穴	心痕，心悸，心烦，衄血，呕血，疔疮
	大陵穴	仰掌，腕横纹正中，掌长肌腱与桡侧腕屈肌腱之间取穴	心痛，善笑，癫狂，口臭，吐清涎，咳嗽，咳血，庵疥
	间使穴	仰掌，于腕横纹上3寸，为掌长肌腱与桡侧腕屈肌腱之间取穴	心痛，心悸，失喑，干呕，癫狂，热病，烦躁，疟疾

291

经络	穴名	位置	主治
手厥阴心包经	内关穴	仰掌，于腕横纹上2寸，当掌长肌腱与桡侧腕肌腱之间取穴	心痛，心悸，不寐，癫狂，胃痛，呕吐，热病，肘臂挛痛
	劳宫穴	手中指尖端之中取穴	中风，中暑，昏厥，急惊风，热病，吐泻，耳鸣，心痛

【手厥阴心包经穴歌】

九穴心包手厥阴，天池天泉曲泽深，
郄门间使内关对，大陵劳宫中冲侵。

【手厥阴心包经穴分寸歌】

心包穴起天池间，乳后傍一腋下三。
天泉曲腋下二寸，曲泽屈肘陷中恭。
郄门腕后五寸许，间使腕后三寸看。
内关去腕后二寸，大陵掌后横纹间。
劳宫屈拳名中取，中指之末中冲端。

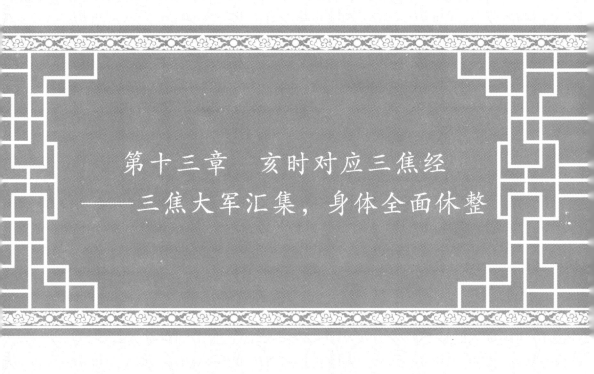

第十三章　亥时对应三焦经
——三焦大军汇集，身体全面休整

【亥时】又称人定，又名黄昏，即晚上21点整至23点整。此时是十二个时辰的最后一个时辰。是猪睡觉的时间。

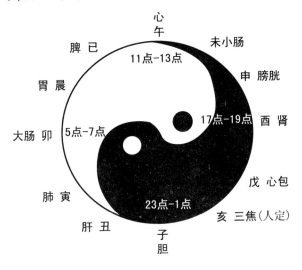

时辰图

【对应经络】手少阳三焦经，每日亥时周身气血俱注于三焦。本经络属三焦，络心包，与耳、眼、肺、膈有联系。

【养生重点】三焦大军汇集，身体全面休整

亥时，周身气血流注人体的三焦经，此时是三焦经当令。三焦经为元气、水谷、水液运行之所。此时是十二时最后一个时辰，之所以被称为"人定"，意为：夜已很深，人们停止活动，此时是夫妻融洽或安歇睡眠的时候。

这个时候阴气更重，阳气更弱，气机下降。人们应该在10点半之前就上床睡觉；对于有心肾疾病、低血压、低血糖、阳气虚者，应在此时及时服药，以防夜半病发。

1. 大名鼎鼎的"三焦"

什么是三焦呢？所谓的"三焦"是人体上、中、下三焦的总称。它作为六腑之一，可使各个脏腑间相互协调、步调一致，同心同德地为身体服务。

《类经》中对三焦如是介绍："三焦者，确有一腑，盖脏腑之外，躯壳之内，包罗脏腑，一腔之大腑也"。这里所说的"包罗脏腑"，是指三焦为包覆各腑脏的外膜，能保护脏腑，故称之为"焦"。

三焦作为外膜能够完全的包裹身体的整个体腔，显然要比其他的脏腑大，故又称之为"大腑"。《素问·灵兰秘典论》说："三焦者，决渎之官，水道出焉。"这说明三焦经可使人全身的水道通畅。具体来说，人体的水液之所以能够正常排泄，与三焦经的作用是分不开的。

三焦还有通行元气的作用。人的元气在肾，为先天之精所转化而来，通过后天之精的滋养，从而形成元气。元气借助三焦输往全身的五脏六腑，充沛于全身，来激发和推动各个脏腑组织的功能活动。故《难经·六十六难》说："三焦者，元气之别使也，主通行三气，经历五脏六腑。"这表明三焦是元气通行的道路。

三焦有各自的生理特点：

上焦为横膈以上，包括心肺、胸、头面部及上肢。它的作用是主气司呼吸，主血脉，其特点是主宣发，将饮食物所化生的水谷精气敷布周身，如雾露一样可以滋养全身脏腑组织，因而喻为"上焦如雾"。

中焦为横膈以下，脐以上的部位，包括脾、胃、肝、胆等脏腑。它的功能是主运，即腐熟水谷，运化精微，以化气血，故喻之为"中焦如沤"。"沤"即是指饮食水谷腐熟时的泡沫浮游状态。

下焦为胃以下部位，包括大肠、小肠、肾、膀胱等。但因肝肾同源，肝肾互见的病理关系，中医学上通常将肝肾都归属于下焦。作用是主分别清浊、排泄尿液与大便，它具有向下、向外排泄的特点，故称"下焦如渎"。"渎"指沟渠。

《易经》认为，我们身体的阴阳平衡直接受三焦的管理，如果三焦不通，必然疾病丛生。当三焦经多气少血，气动气乱时，人就会生病。像耳聋、耳鸣、喉干痛、精神病均需调理此经。平时照顾好三焦是对健康的最大安慰。

如何保养三焦呢？中医认为"亥时三焦通百脉"，此一语便道破了保养三焦的秘密。也就是说，人如果在亥时睡眠，百脉就会得到休养生息，对身体十分有益。

【健康提示】

亥时是我们晚上睡觉的时间，但若想保证自己的睡眠质量，就要求我们入睡的时候掌握方法。除了坚持有规律的作息时间，还要注意一些禁忌。比如说，不要在睡前勿猛吃猛喝；睡前要远离咖啡和尼古丁；睡眠时要保持安静；即使失眠也不要依赖安眠药。在服用安眠药之前一定要咨询医生，建议你服用安眠药不要超过 4 周。

2. 敲揉三焦经是减少眼尾纹的秘方

对人体来说，眼部周围的皮肤是人体最薄的皮肤，非常脆弱，易水肿,很容易长出皱纹,且随着年龄的增长而不断加深。

有没有好办法来解决呢?我的那些好朋友们也经常来询问我,我就告诉她们:经敲揉三焦经,就可减少眼尾纹。她们坚持了一段时间后,起到了不错的效果。

有人问了,那究竟怎么来做呢?

三焦经主要分布在上肢外侧中间以及肩部和侧头部。首先,你可以沿着三焦经的脉络敲击手臂,敲完一遍后换手敲击原来的手臂,两侧交替敲击大约 10 分钟。敲的时候必须有酸痛的感觉才好。这样,不仅能调节全身体液循环、增强免疫力,还能刺激大脑皮层、放松神经,改善头痛、目痛、咽喉痛、出汗等身体不适症状。

敲三焦经的时间最好在亥时,就是晚上 21～23 点,这时手少阳三焦经的气血达到顶峰,这时不管是工作还是休息的人都会疲倦犯困,选择这个时段对全身有很好的保健调养作用。

其次,重指点压穴位。将双手搓热,然后一边吐气一边用搓热的双手中指指腹按压丝竹空穴。丝竹空位于眉梢处凹陷处,适度按压可以淡化眼尾纹,对眼睑下垂也有一定的改善作用。按揉时有适度的酸胀的感。

若想增强效果,还可加按胃经上的四白穴。该穴在眼眶下面的凹陷处,就是当你向前平视时瞳孔直线下方,在眼眶下缘稍下方能感觉到一个凹陷,这就是四白穴。四白穴又叫"美白穴"或者"养颜穴",按压这个穴位,美白的效果非常不错。

需要注意的是,在敲三焦经时,宁可在取穴时产生偏离也不要偏离经络循行的路线。因为穴位只是运行在经络线上的一个点,是气血聚集的地方,即使在取穴时稍稍偏出但只要不错过经络,也可以刺激到经络的经气,起到应有的效果。因此,我们在敲经络时一定要按照一条线来敲。在这条线上敲击,不需要知道穴位的确切位置,也会敲到很多穴位。但是如果偏离了经络,那就不可能产生最佳效果。

一般来说，敲三焦经这种方法比较适合 50 岁以下眼尾纹过早出现的人。每天可以花 10 分钟按揉或敲击，双手要交替进行。每个人的体质不同，敲经络的次数也不一样，体质好的人每天敲经络 10 分钟就可以了；体质虚弱的人和工作很累的人，最好一闲下来就敲敲经络，保养好眼部的皮肤。

【健康提示】

能除去眼角皱纹的穴位还有胆经上的瞳子髎穴。瞳子髎穴位于眼眶外缘 1 厘米处，一面吐气一面按压，每次压 3~5 秒，休息 2~3 秒，再压 3~5 秒，每一部位重复 3~5 次，这样效果最好。

3. 三焦经穴位可治很多的病

经常敲揉三焦经穴位有很好的美容作用，除此之外，单独使用三焦上的穴位也能对人体起到很好的保健作用。

（1）阳池穴——暖手要穴

阳池穴是一个"万能穴位"，经常按摩此穴，不仅可以消除腕关节疼痛，还可以治疗女性朋友的手脚冰冷症，调节内脏器官的正常功能，对感冒、气喘、胃肠病、肾脏功能失调等疾病均有助益。

可以说，阳池穴是很多女性朋友的福音。周围很多女性向我主诉她们经常手脚冰冷，我告诉她们坚持按摩阳池穴，经过一段时间后，大家都感觉这个方法还真不错。

为什么会这样的效果呢？原来阳池穴是手少阳三焦经中的原穴，有

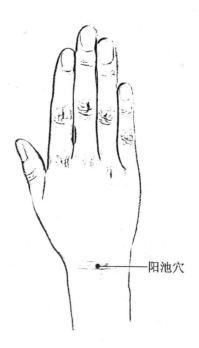

调理三焦，温暖全身的重要作用。它位于人体的手腕部位，即腕背横纹上，前对中指、无名指指缝。三焦经气血在阳池穴吸热后化为阳热之气。只要刺激这一穴位，便可迅速畅通血液循环，暖和身体，进而消除发冷症。

按摩时一定要慢，时间要长，力度要缓，要用两手一齐按。可先用一只手的中指按压另一手的阳池穴，再换过来用另一只手来做。这种姿势可以自然地使力量由中指传到阳池穴内，还用不着别人帮忙。

阳池穴

（2）外关穴——养心要穴

此穴位于手背侧，腕背横纹上2寸的两骨之间，与内关穴相对应。用一手的拇指尖按于另一手的内关穴上，其食指或中指则按于外关穴，向内对按20～30次。外关穴和内关穴互相对着按压，可以治心脑血管的毛病，可治头痛、头晕、失眠、焦虑等病。

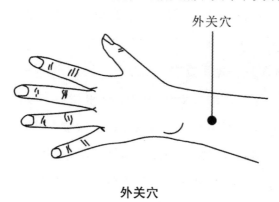

外关穴

（3）翳风穴——养耳要穴

此穴在耳垂后方，当乳突与下颌角之间的凹陷处。用双手中指指腹同时按压两耳后方的翳风穴数次，之后再顺时针和逆时针方向按揉数次，以感觉酸胀为度。经常按摩此穴，可缓解耳聋、耳鸣、牙痛等症状。

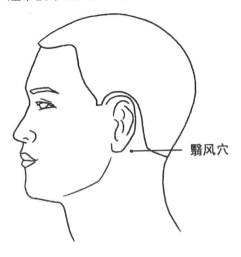

翳风穴

（4）支沟穴——通便奇穴

此穴在手背腕横纹上四横指处。经常按摩支沟穴可治疗便秘。每日早晨于排便前进行，用拇指分别按摩指压双侧支沟穴，由轻到重，按摩指压处有酸麻胀痛感，按摩片刻后即感肠蠕动加强而产生便意，并顺利排便。若按压一次效果不佳，可继续进行直到排便。

（5）角孙穴——聪耳明目要穴

此穴位于耳尖直上入发际处。经常按摩角孙穴具有醒脑安神、开窍镇痛、聪耳明目的功效。适用于头痛、头晕、睡眠等。将双手拇指分别放在同侧角孙穴上，其余四指附在头顶两侧，适当用

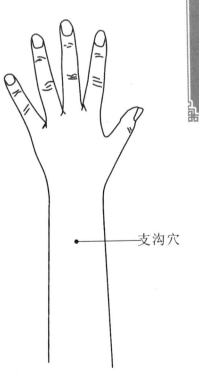

支沟穴

支沟穴

力揉按 1 分钟左右即可。

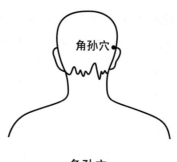

角孙穴

【健康提示】

中医认为，面粉入三焦经。如果是胃酸，可将馒头烤至略焦，每次吃半个，分两次吃完。最好是在感到胃酸分泌较多期间食用，可以制酸、减轻不舒服症状，甚至改善腹泻效用。

4. 老年人这样做可睡好亥时觉

生活中，很多老年人在亥时根本睡不着，有的甚至到了后半夜也是时断时醒。而且总感觉睡不踏实，一觉醒来，还总感到"不解乏"。

老年人为什么容易失眠呢？

老年人失眠多是一种生理现象。《黄帝内经》中指出："老者之气血衰，其肌肉枯，气道涩，五脏之气相搏，其营气衰少而卫气内伐，故昼不精，夜不瞑。"也就是说，老年人因为阳气衰，阴血少，阴阳之气不平和，机体不能得到阴阳之气的滋养而使皮肤肌肉枯萎，运行气血的经脉不通，五脏气不协调，而表现为白天精力不充沛，夜里易失眠。

除了生理现象之外，影响老年睡眠的因素还有肾虚肾寒，也容易让人频频起夜，影响睡眠。心脑血管病、高血压、糖尿病、前列腺疾病等老年慢性病，也常会引起老年人失眠。此外，老年人失眠与性别也有一定的关系，有的老太太多容易受精神的干扰而失眠。

那老年人怎样才能在亥时稳稳当当地入睡呢？

首先，睡觉前不可饮食过饱，更不可暴饮暴食及吃些兴奋性食品，否则会"胃不和则卧不安"。睡前2~3个小时，可适当喝点酸奶或吃个香蕉对安眠也有好处。

其次，睡前可适当看一些书报杂志，让视力稍有疲乏感，借着闭目养神的机会而入睡；或是饭后散步、睡前散步让身体稍有疲乏感，也可借这个机会睡个好觉。

再次，中药食疗药膳对治疗失眠有一定好处，平时应多吃些百合、莲子、开心果、酸枣仁、核桃仁。

此外，一些中成药如朱砂安神丸、柏子养心丸、安神补心丸、归脾丸等都对治疗失眠有一定作用。只是应注意辨证用药，注意综合调理。

【健康提示】

生活中，有的老年人睡不着可能会借助安眠药来入睡。但这并不是长久之计。虽然安眠药可以使人很快入睡，但安眠药的应用是一种临时的辅助治疗方法，还是应当主要靠生活和精神上的调理，而且长期应用同一类安眠药也容易依赖或产生耐药性。

5. 七情太过不可行房

亥时是夫妻融洽、鱼水合欢的时候，但是也要在心情愉悦的情况下，方可以为之。

正常情况下，情绪是神志表现的一部分，总统于心，分属于五脏，是以五脏六腑的精气作为活动的物质基础。一旦情志发生变化，就会损耗精气，戕伐五脏，危及人类健康。况且，意外的精神刺激，还会导致气机紊乱，造成脏腑功能失调。如《素问·举痛论》所说："余和百病生于气也，怒则气上，喜则气缓，悲则气消，恐则气下，忧则气乱，思则气结。"

如果夫妻双方心情不佳，或气愤恼怒，或惊吓恐惧，或忧愁悲伤，或劳累疲倦，在这些情况下若勉强进行房事，不仅不能达到合欢，而且还会影响健康。若仅是男女某一方有不良情志，另一方就更不能强意交合。正如孙思邈在《千金要方》中云："人有所怒，了血未定，中以交合，令人发痈疽。"

就拿忧愁来说，忧愁则神思疲劳，需要静养。如果此时行房，会使气血逆乱或壅滞，精气为之耗伤，容易引起疾病，并会影响功能紊乱，还会产生性欲下降、性冷淡、无性欲等性功能障碍。

此外，工作过累，身体十分疲劳，应争取时间休息，以恢复体力。如此时行房事来消遣，会使体力消耗更大，损伤元气。《玉房秘诀》中云："劳倦重担，志气未安，以合阴阳，筋腰苦痛，以是生子，子必妖孽。"又云："劳倦之子必无伤。"由此可见，劳累之时应禁止房事，以免损伤气血脏腑并祸及孕育。

总的来说，在行房时必须保持心情舒畅，精神安定，如果心情不遂，心有所思，神无所依时，要避免行房。

【健康提示】

夏天亥时过性生活时，最好保证温度适宜，环境舒适，身心舒畅，这样才有利于房事养生。因此，夏天里开始性爱前最好开窗通风，提前半小时开空调降低房间的温度，保持室内温度与外界温度相差在5℃～10℃之间左右。如果行房之前就已经大汗淋漓，应该适当补充一些水液电解质，等汗消退了，心跳平稳后再过性生活，否则容易导致虚脱。

杨教授在线养生问答

问：杨力教授您好，我是一名40岁左右的女性，这几年每年的冬天身上总感觉冷、有时晚上冷得睡不着。医生说我这是典型的惧冷症，可我不想吃药。请问有没有什么好办法呢？

答：其实，你这种情况可以多按摩三焦经上的阳池穴会有所改善（具体方法参见本章）。一般手脚发冷的女性朋友，只要能坚持刺激阳池穴，便不会再为每年的冬天发愁。而那些因患惧冷症而无法入睡的人，睡觉前应使用以上方法，然后立刻盖上棉被，身体很快就会暖和起来。

问：我听人说，有些食物有助于睡眠，但有的食物也会影响睡眠，请问哪些食物会影响睡眠呢？

答：是的。一般来说丰盛的晚餐、含咖啡因的饮料或食物、酒精以及产气食物（如豆类、洋葱、马铃薯、玉米、香蕉、柑橘类水果、添加山梨糖醇的饮料）都会影响睡眠，因此睡前一定要远离这些食物。

附录 12

【三焦经的行经路线】

手少阳三焦经，起于关冲穴、止于丝竹空穴，左右各23穴。本经循行路线为：

1. 手少阳三焦经从无名指末端开始，沿手臂达到腕关节，继续上行沿前臂外侧、上臂外侧上行到肩关节，进入锁骨上窝，散布于腹腔中部，从胸到腹联系三焦。

2. 它的一个支脉，从胸上行，出于缺盆，上走颈外侧，从耳下绕到耳后，经耳上角，然后屈曲向下到面颊，直达眼眶下部。

3. 它的另一支脉，从耳后入耳中，出走耳前，与前脉交叉于面部，到达外眼角。

【手少阳三焦经图】

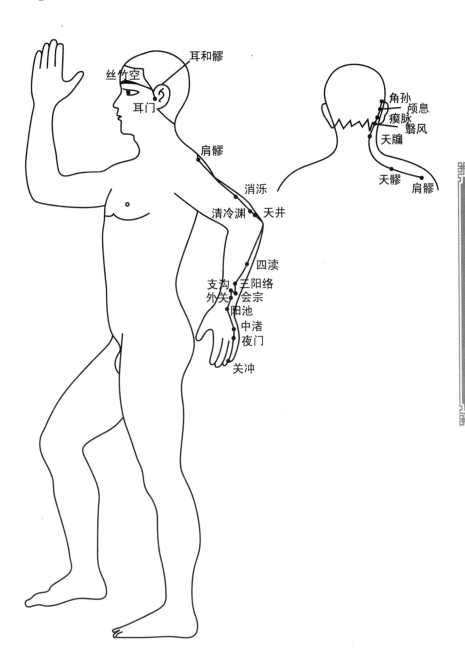

耳和髎
丝竹空
耳门
肩髎
消泺
清冷渊　天井
四渎
支沟　三阳络
外关　会宗
阳池
中渚
液门
关冲

角孙　颅息
瘈脉　翳风
天牖
天髎　肩髎

手少阳三焦经图

【三焦经预防和主治病症】

1. 五官疾病：耳鸣耳聋、腮腺炎、偏头痛、面神经炎、面肌痉挛。
2. 其他疾病：肋间神经痛、便秘、感冒、中风后遗症、肘关节屈伸不利、经脉所过的关节和肌肉软组织病。

【三焦经的常用穴位举例】

经络	穴名	位置	主治
手少阳三焦经	关冲穴	第四指尺侧指甲角旁约0.1寸	头痛，目赤，耳聋，咽喉肿痛，热病，昏厥
	液门穴	握拳，第四、第五指之间，指掌关节前凹陷中	头痛，目赤，耳鸣，耳聋，咽喉肿痛，疟疾
	中渚穴	握拳，第四、第五掌骨小头后缘之间凹陷中，液门穴后约1寸	头痛，目赤，耳鸣，耳聋，咽喉肿痛，热病，手指不能屈伸
	阳池穴	腕背横纹中，当指伸肌腱尺侧凹陷中	目赤肿痛，耳聋，咽喉肿痛，疟疾，腕痛，消渴
	外关穴	腕背横纹上2寸，桡骨与尺骨之间	热病，头痛，目赤肿痛，耳鸣，耳聋，瘰疬，胁肋痛，上肢痹痛
	支沟穴	腕背横纹上3寸，桡骨与尺骨之间，	耳鸣，耳聋，暴喑，瘰疬，胁肋痛，便秘，热病
	会宗穴	支沟穴上1寸，桡骨与尺骨之间	耳聋，暴喑，齿痛，上肢痹痛

【手少阳三焦经穴歌】

二十三穴手少阳，关冲液门中渚旁，
阳池外关支沟正，会宗三阳四渎长，
天井清冷渊消泺，臑会肩髎天髎堂，
天牖翳风瘛脉青，颅息角孙丝竹张，
和髎耳门听有常。

【手少阳三焦经分寸歌】

关冲名指外侧端，液门小次指陷忝。
中渚液门上一寸，阳池腕前表陷看。
外关腕后二寸陷，关上一寸支沟悬。
外开一寸会宗地，斜上一寸阳络焉。
肘前五寸称四渎，天井外肘骨后连。
肘上一寸骨罅处，井上一寸清冷渊。
消泺臂肘分肉际，臑会肩端三寸前。
肩髎臑上陷中取，天髎井后一寸传。
天牖耳后一寸立，翳风耳后角尖陷。
瘛脉耳后青脉看，颅息青络脉之上。
角孙耳上发下间，耳门耳前缺处陷。
和髎横动脉耳前，欲竟丝竹空何在。
眉后陷中仔细观。

三焦四指侧关冲，液门小指缝陷中；
往后一寸为中渚，腕背横纹陷阳池；

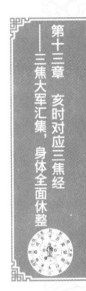

上二外关三支沟，沟边尺侧会宗留；

腕上四寸阳络续，肘下五寸是四渎；

肘上一寸是天井，井上一寸冷渊定；

渊上三寸寻消泺，三角肌下臑会确；

肩峰后下找肩髎，天髎肩胛骨上角；

乳突后方为天牖，耳垂下缘陷翳风；

瘛脉耳后乳突中，颅息耳后青络从；

耳尖对发是角孙，耳屏切迹近耳门；

鬓发后缘耳和髎，丝竹空穴入眉梢。

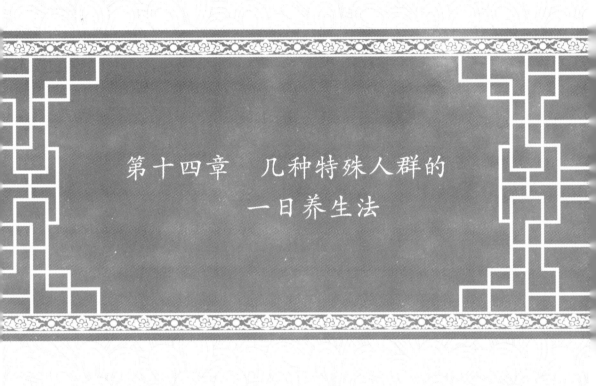

第十四章　几种特殊人群的
一日养生法

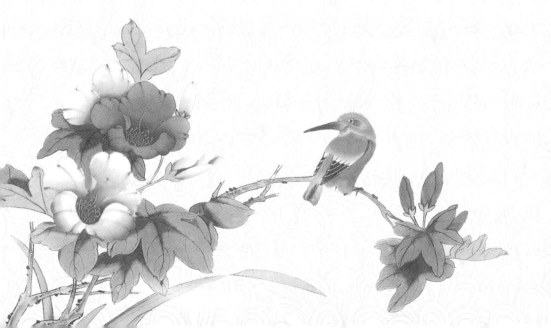

1. 十月妈咪一日养生重点

怀胎十月，第十个月是那些准妈妈们"收获的季节"。此时保证足够的营养，不仅可以供给宝宝生长发育的需要，还可以满足自身子宫和乳房的增大、血容量增多以及其他内脏器官变化所需求的"额外"负担。如果营养不足，不仅所生的婴儿常常比较小，而且孕妇自身也容易发生贫血、骨质软化等营养不良症，而这些病症会直接影响临产时的正常的子宫收缩，容易发生难产。因此，"十月妈咪"的日常养生非常关键。

晨起装扮有讲究

怀孕的第十个月期间，化妆品的使用更要格外小心，以免胎儿健康受影响。那么，此时早晨怎样化妆，实现胎儿健康和完美肌肤的双赢呢？

有的女性朋友可能会有疑问，既想让自己和孩子都健康，又使用化妆品，这是很难兼顾的。其实，实现胎儿的健康和拥有完美肌肤并非不可兼得。只是鉴于孕期的特殊性，孕妇在选择护肤产品时一定要慎重。

一般来说，孕期的关键时期选择护肤品，一定不要含有激素类的和对胎儿有害的化学成分，这时可选择性质温和的纯植物的产品。《易经》上认为，凉性植物不适合孕妇，所以在选择时也要注意。

总的来说，孕期早晨化妆时应注意以下几点：

1. 每次妆容的清洗一定要彻底，防止色素沉着。

2. 妆容不宜过重，特别是口红和粉底。

3. 使用的化妆品避免含激素和铜、汞、铅等重金属，应选择品质好、有保证、成分单纯，以天然原料为主导的，性质温和的产品。

4. 所用产品清洁，过期产品和别人的化妆品坚决不用。

5. 妊娠期不文眼线、眉毛，不绣红唇，不拔眉毛，改用修眉刀。

6. 妊娠期间不要因为孕斑的产生而使用美白产品。孕妇在孕期脸上会出现色斑加深的现象，是正常的生理现象而非病理现象。孕期祛斑不但效果不好，还由于很多祛斑霜都含有铅、汞等化学物以及某些激素，长期使用会影响胎儿发育，有发生畸胎的可能。

7. 尽量不要涂抹口红，如有使用，喝水时进餐前应先抹去，防止有害物质通过口腔进入母体。

8. 怀孕的第十个月时，孕妇的皮肤对紫外线很敏感。因此，防晒也是此期孕妇护肤的一项必修课。即使在秋冬季节也要涂抹无刺激性的防晒霜，早晨出门前最好有遮阳伞。

【健康提示】

很多孕妇为了美，还选择了烫染发，其实这是不好的习惯。据国外医学专家调查，染发剂不仅会引起皮肤癌，而且还会引起乳腺癌，导致胎儿畸形。所以孕妇不宜使用染发剂。此外，据法国医学专家多年研究，妇女怀孕后，不但头发非常脆弱，而且极易脱落。若是再用化学冷烫精烫发，更会加剧头发脱落。此外，化学冷烫精还会影响孕妇体内胎儿的正常生长发育，少数妇女还会对其产生过敏反应。

早晚多去散散步

我经常叮嘱那些快临近预产期的孕妇们，让她们平时多散散步，走动走动，这样是有利于自然分娩的。

为什么这样说呢？这是因为，散步是增进有氧代谢的好方法，也是孕妇增强体质和胎儿健康的有益活动。无数事实也证明，散步是孕妇最适宜的活动，而且也是孕妇最常见的运动方式。

散步运动强度小，即可以提高神经系统和心、肺的功能，促进新陈代谢，又不至于由于运动不当造成伤害。有节律而平静的步行，还可使腿肌、腹壁肌、心肌加强活动。由于血管的容量扩大，肝和脾所储存的血液便进入了血管，动脉血的大量增加和血液循环的加快，对身体细胞的营养，特别是心肌的营养有良好的作用。同时，在散步中，肺的通气量增加，呼吸变得深沉，可以给胎儿供给充足的氧气。

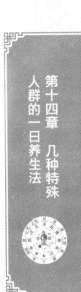

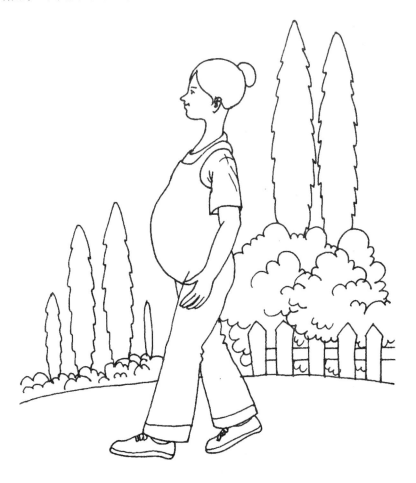

对于孕后期的孕妇来说，更应该每天坚持散步。妈妈在散步的时候，同时也在刺激着宝宝的运动，能起到一举两得的作用。

如果身体状况允许，每天最少要坚持 30 分钟的散步。

散步一定要选好时间。散步时间可以根据自己的工作和生活情况安排适当的时间，一般以早晚为好，每次散步时间也不宜过长，一般 1 小时左右。最好请丈夫陪同，这样可以增加夫妻间的交流，培养丈夫对胎儿的感情，当有意外情况发生时也便于应急。

散步一定要选好地点。散步应选择空气清新、氧气浓度高、环境污染和噪音小的花草繁茂之处。也就是说，孕妇应选择一个有益的运动或活动环境。可以选择花草茂盛、绿树成荫的公园。这些地方空气清新、氧气浓度高，尘土和噪音少，孕妇置身于这样宜人的环境中散步，无疑会身心愉悦。也可以在自家周围选择一些清洁僻静的街道作为散步地点。一般来说，城市里下午 4 点~7 点之间空气污染相对严重，这时可有意识地避开这段时间；并根据孕妇个人的工作、生活情况选择安排好散步的具体时间。

散步要选择有阳光照射的时间。因为阳光中的紫外线具有杀菌功效，而且能使皮下脱氢胆固转变为维生素 D3。此种维生素能促进肠道对钙、磷的吸收，对宝宝的骨骼发育特别有利。

【健康提示】

孕妇散步时，不宜选择在自己较疲劳的时候去散步，因为疲惫状态下，从事机体的运动，对孕妇是不利的。当孕妇已感疲劳时，最需要的是休息和睡眠。此外，孕妇散步活动量不宜过大，并且需注意保暖，避免伤风感冒。

巳时或未时可做点产前运动

距离预产期愈来愈接近，很多孕妈咪的心里难免会感到紧张不安叫。这时为了安抚紧张的情绪，可以适当地安排一些产前运动。

产前运动，不但可以促进身体血液循环，增强腹部及骨盆肌肉，减轻腰酸背痛，刺激肠蠕动、预防便秘。最重要的是，还可以增进孕妇生产时所需要的体力以及产道肌肉的弹性，生产时就能更有效地减少情绪与肌肉的紧张，帮助缩短产程！

以下几个产前运动，可供准妈妈们在巳时或未时的空闲时间里练一练：

（1）膝胸卧式

方法：俯卧，双膝跪地分开约一尺宽，大腿与地板垂直，手肘弯曲，双手掌平贴头部两侧，肩部与胸部尽量贴地，腰部挺直，臀部抬高，维持此姿势2分钟。

目的：促进骨盆腔之血液循环，并可矫正胎位。

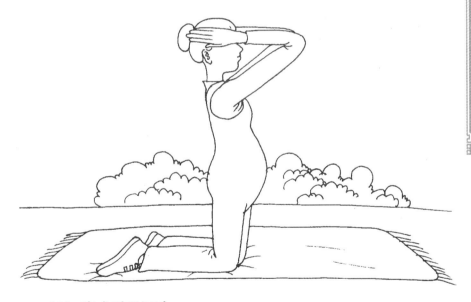

（2）腹式呼吸运动

方法：平躺，双腿微弯，用鼻深吸气使腹部凸起、胸部保持不动，再慢慢用口吐气并松弛腹部肌肉。早晚各做10~15次。

目的：在阵痛开始时，腹式呼吸可松弛腹部肌肉、减轻产痛，并能分散对产痛的注意力。

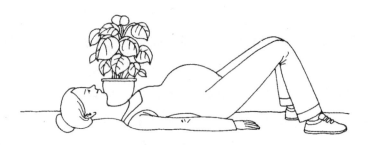

（3）哈气运动

方法：平躺，腿伸直，张口做浅速呼吸，每秒钟呼吸气一次，每呼吸十次必须休息一下再继续做，早晚各做 4～5 次。

目的：当胎头娩出时做此运动，可避免胎儿快速冲出所造成的婴儿损伤，或产妇会阴及产道之严重撕裂伤。

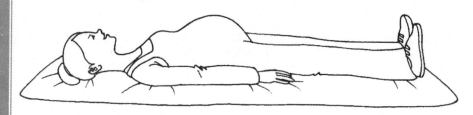

（4）腹压运动

方法：半坐卧，双手绕过大腿下将大腿向外伸展，想象此时要将胎儿生出，深吸一口气，憋住，将下巴贴在胸前，假装用力把横膈膜向下压，像要解大便的样子。切记，练习时不可真正用力，到了生产时才需真正用力。早晚各做 5～6 次。最好丈夫或家人能帮忙撑住孕妇的腰及背，或以棉被枕头支撑腰背，让孕妇做此运动时舒服一些。

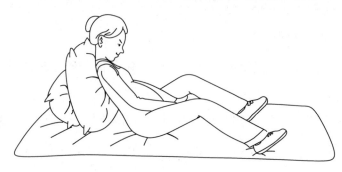

目的：生产时以此运动配合子宫收缩，能产生推送胎儿的力量，加速胎儿娩出。

【健康提示】

孕妈妈在订立产前运动计划前，最好咨询专业医师的注意事项，并要在产检时确认没问题时，选择安全的运动方式，并且必须慢慢地增加运动量，不可操之过急。此外，运动前后要记得伸展一下四肢，利用充分的暖身运动，避免运动伤害。

如果运动有让孕妇感到疼痛、不舒服、晕眩或是不能呼吸时，要立刻停止运动；若停止后，不舒服的感觉仍持续的话，就应该马上就医诊治。

孕妈妈一日饮食有"五忌"

先天营养是决定胎儿生命力的关键，正所谓"先天不足，后天难养"。因此，调节好孕妇的饮食是优生优育的需要。要使未来的宝宝长得健康、聪明，孕妇的饮食应有所禁忌。以下几项禁忌应当记住：

一忌饮浓茶

孕期饮浓茶，不仅易患缺铁性贫血，影响胎儿的营养物质供应，由于浓茶内含有咖啡因，还会增加孕妇的心跳和排尿次数，增加孕妇的心脏和肾脏负担，有损母体和胎儿的健康。

二忌饮咖啡和可乐型饮料

咖啡和可乐的主要成分为咖啡因、可乐宁等生物碱。胎儿对咖啡因尤为敏感，咖啡因能迅速通过胎盘而作用于胎儿，使胎儿受到不良影响。

三忌饮酒

研究表明，孕妇饮酒是造成婴儿畸形和智力迟钝的重要原因。这是因为任何微量酒精都可以毫无阻挡地通过胎盘而进入胎儿体内，使得胎儿体内的酒精浓度和母体内酒精浓度一样。孕妇饮酒过多，生下的孩子不久就夭折的屡见不鲜。不少国家也曾对胎儿期受酒精毒害的儿童进行智力测验，发现他们的智商都低于一般水平，大多数表现为反应迟钝、智力低下或者白痴。

四忌偏食挑食

胎儿在母亲体内生长发育，全靠母体的营养来供给。可有些妇女平时偏食、挑食，本就缺乏营养，怀孕之后，妊娠反应较重，进食更少，愈加缺乏营养。这样，母体不但不能保证自身的营养需要，更不能满足胎儿生长发育的需要了。因此，为了您的宝宝的健康，一定要改掉偏食、挑食的不良习惯，合理调整自己的饮食。

五忌营养过剩

与那些挑食偏食的母亲相比，还有一些年轻的父母希望未来的宝宝营养充足，从怀孕之日起，就开食注重补充营养，摄入大量高营养物质。有的因营养过度，新生儿往往为"巨大儿"，造成产程延长成产后大出血等。因此，孕妇要适当增加营养，但不宜过分集中，量也不宜过大，以免营养过剩而致后患。

【健康提示】

很多孕妇喜欢吃桂圆，民间也有孕妇食用桂圆能壮力助产之说。这其实是不正确的。妇女怀孕后，大多出现阴虚内热的症状，常表现出大便干结、小便短赤、口干咽燥等，如在此时服用性温的桂圆来进补，使内热更重，不但不能补养安胎，反而会增添胎热，动血动胎，出现漏红腹痛、小腹坠胀等先兆流产现象。所以，孕期应禁服桂圆汤。至于产后产妇体质虚弱，则可适当服用桂圆汤来滋补身体。

每天测一下胎动，掌握宝宝健康情况

胎动是准妈妈把握和了解胎宝宝现状的最好信号。孕晚期是胎儿活动频繁的时期，孕妇的感觉也会很明显。每天测一下胎动，有利于掌握胎儿的健康情况。但没有经验的孕妈咪常常会搞不清楚，那么胎动是什么样呢？

怀孕 18 ~ 20 周时，孕妇会感觉到下腹中央有比较微弱、不明显的胎动，位置比较靠近肚脐眼。这时是孕妇刚刚开始能够感知到胎动的时期，此时宝宝的运动量不是很大，动作也不激烈。孕妈咪通常觉得这个时候的胎动像鱼在游泳，或是"咕噜咕噜"吐泡泡，与胀气、肠胃蠕动或饿肚子的感觉有点像。

到 20 ~ 35 周时，胎儿的运动量变大，动作变得激烈，能非常明显地感觉到胎动。此时胎动的位置靠近胃部，向两侧扩大。这个时候的宝宝正处于活泼的时期，而且因为长得还不是很大，子宫内可供活动的空间比较大，所以这是宝宝胎动最激烈的一段时间。孕妈咪可以感觉到宝宝拳打脚踢、翻滚等各种大的动作，甚至还可以看到肚皮上突出小手小脚。此时胎儿位置升高，在靠近胃的地方了。

临近分娩时，慢慢长大的宝宝几乎撑满了孕妇的整个子宫，所以子宫内可供活动的空间越来越少，施展不开，而且胎头下降，胎动就会减弱，没有以前那么频繁。胎动的位置也会随着胎儿的升降而改变，他的活动会遍布整个腹部。

准妈妈们如何测胎动呢？计数胎动，早、中、晚各一次，每次 1 小时。每出现一次胎动，从胎儿开始动作到动作停止记录为一次，把 3 次计数的胎动数相加乘以 4，即为 12 小时胎动的总数。胎动次数 12 小时在 30 ~ 40 次，说明胎儿情况良好；若不到 10 次，表明胎儿缺氧，必须采取措施；若 12 小时内没有胎动，表明胎儿有可能在 24 ~ 48 小时内死亡，一定要及时采取抢救措施。

当然，胎动过少不好，胎动过频同样也不好。若胎动无间歇地出现，常常是胎儿早期缺氧发生挣扎的求救信号。若不及时纠正缺氧，胎动强度便会逐渐减弱，次数逐渐少直至最后停止。

胎动是胎儿向母亲发出安危的信号，所以，孕妇要重视胎动，学会正确计数胎动，认真观察胎动。此外，如果能记住胎动出现的时间，对正确地推算预产期也很有帮助。

【健康提示】

数胎动的注意事项：

1. 胎动的强弱和次数，个体差异很大。有的 12 小时多达 100 次以上，有的只有 30~40 次。但只要胎动有规律，有节奏，变化曲线不大，都说明胎儿发育是正常的。

2. 计数胎动时，孕妈妈最好用左侧卧位的姿势，环境要安静，思想要集中，心情要平静，以确保测量的数据准确。

晚上洗澡，小心为好

沐浴不仅能健体强身，恢复体力，而且能保持清洁、美丽的容颜。女性朋友怀孕后，皮下脂肪日益丰腴，汗和皮脂也比以前增多，如果不经常清洗，会使皮肤发痒，很容易得皮炎。因此，孕妇晚上要经常洗澡净身。当然，孕妇在沐浴时，一定要注意以下几点细节：

（1）注意温差不要过大

洗澡前后的温差过大，很容易刺激孕妈妈的子宫收缩，造成早产、流产等现象。尤其是夏冬两季，冬天气温低，孕妈妈不宜马上进入高温的浴室中洗澡，应及早进入浴室，慢慢适应浴室内逐渐升高的温度；夏天气温高，孕妈妈不能求凉快而洗冷水澡，洗澡的水温应适中，不宜过冷也不宜过热。水温最好是控制在40℃左右。

（2）洗澡时间不能太长

每次沐浴的时间不要过长，一般20分钟以内即可。洗澡时间过长，不仅皮肤表面的角质层易被水软化，导致病毒和细菌的侵入，而且孕妈妈还会产生头昏的现象。另外，洗澡频率，应根据个人的习惯和季节而定。一般来说，秋冬季可3~4天洗一次；春夏天天气较热，可每天洗一次。

（3）不要坐浴

坐浴容易使细菌进入阴道，造成阴道炎、附件炎等疾病。相对而言，沐浴比较安全卫生。如果喜欢坐浴，则一定要保证浴缸和水的清洁。

（4）不要长时间冲淋腹部

尤其不要以热水长时间冲淋腹部，以减少对胎儿的不良影响。

（5）不要用力过大

洗澡时动作要轻缓，注意保持身体的平衡，千万不要跌跤。

（6）不要反锁浴室门

孕妈妈洗澡时要注意室内的通风，避免晕厥，最好不要锁门，以防万一晕倒、摔倒可得到及时救护。

【健康提示】

孕妇在饭后不宜马上洗澡。这是因为，胃肠在消化过程中需要心脏输送大量血液，刚吃完饭就洗澡，会使消化道血液减少，食物不易消化，加重心脏负担，还会影响胎儿健康。

2. 人到中年一日养生重点

《灵枢·天年》指出："三十岁，五脏大定，肌肉坚固，血脉盛满，故好步；四十岁，五脏六腑十二经脉，皆大盛以平定，腠理始疏，荣华颓落，发颇斑白，平盛不摇，故好坐；五十岁，肝气始衰，肝叶始薄，胆汁始减，目始不明。"寥寥数语概括了中年人的身心特点，也指出了人到中年是生命历程的转折点，生命活动由此开始由盛转衰。此时若能科学地运用养生之道，调理得当，是可以保证旺盛的精力，以达到延年益寿的目的。

一天的好心情，用"五戒"来保证

很多人都视中年人为强者，认为中年人事业有成，是成熟的阶段，理应能妥善处理所有工作和生活中的问题。其实，当人步入中年期后，仍有许多危机与挑战必须面对，平静稳定的生活与工作背后常常隐藏着暗流。人到中年后，工作中可能让人烦心、操心的地方很多，弄得人疲惫不堪。

如何才能让我们一天都有好心情呢？试一试以下"五戒"，也许会给你带来不小的收获噢！

（1）戒忧心

我有一位中年朋友，是一家大公司里的副总。他平时非常忙，每天总有很多的事要想、要管、要做，公事私事交叉繁杂，肩上责任也着实不轻。他也为这些事整天的忧心忡忡，可是又没有什么好办法。

其实，很多中年人都是这样过来的。对这些人来说，需要的是摆脱忧心的困惑，凡事要想得开，要有顺其自然的心态，这对身心健康有好处。

（2）戒伤心

中年被称为"多事之秋"，这是因为，人到中年，身体的疾病会增多，事业成绩可能因精力不足而后退，还可能遇到种种不测之事。人生就是这么复杂，总会有许许多多的遗憾，在遇到不幸之事时，需要的是冷静和理智。

（3）戒死心

中年人工作和生活了几十年，已经形成了自己独特的个性和习惯，要改变他们是不容易的，但中年人切忌死心眼。特别是当今社会科技发展迅猛，新知识、新技术不断更新，中年人不能依仗自己经验丰富，认死理，而拒绝新技术、新知识。

现实生活中还有一种"死心"：许多中年人都有不堪重任之感，对费心劳神的再学习，如上电脑班、外语班等，深感吃不消了，于是干脆放弃。生活一旦失去了奋斗的目标，人的精神面貌会一落千丈，工作和生活就会走下坡路。

（4）戒贪心

中年人是领导、是高官，而中年人又多是家庭的支柱，上要赡养老人，下要培养子女成才，这一切都离不开钱。在这种情况下，如果一个中年人过度地看重金钱，甚至表现出对金钱强烈的占有欲，那么不但会危害身心健康，而且容易铤而走险把自己送上绝路。

（5）戒嫉妒心

同样是中年人，有的成功富裕，有的平凡贫穷。如果你是一位成功人士，不必洋洋自得；如果你还仅仅停留在温饱之中，不要心生不满，更不要有一股莫名的嫉妒之火在心中燃烧。嫉妒心只会使自己内心失去平衡，导致心理性疾病的出现。如果嫉妒心到了无法克制的地步则会害人害己害家庭。

　　一旦人到了中年，千万不要被表面健康的现象所迷惑，要妥善安排自己的生活起居。对饮食、体重、性事、烟酒等都要有所节制，不能随心所欲。对体力与脑力活动，休息与工作应该科学地结合，做到劳逸结合。

每天多锻炼一点点，身体会更好一点点

　　随着岁月的推移，中年人各器官系统的功能出现日渐降低的趋势。而体力的减退会削弱工作的效果，往往使一些中年人感到力不从心。

　　在推迟衰老的步伐，增强各器官功能的多种因素中，进行体育锻炼是积极有效的好手段。正所谓"流水不腐，户枢不蠹，动也"。运动是人永葆生机活力的源泉。然而，中年人大多是工作岗位上的骨干，工作繁忙、家务又多，怎样才能坚持锻炼又不耽误工作呢？

（1）坚持早晨锻炼

　　无论怎样繁忙，每天早晨挤出 15～30 分钟锻炼还是能做到的。如果早晨时间太紧张，你可早起 15 分钟。少睡这 15 分钟对健康毫无妨碍，但坚持每天 15 分钟晨练对健康却大有裨益。

　　早晨这 15～30 分钟的锻炼最好到户外树木多、空气好的地方进行。锻炼内容一般说可有步行、慢跑、打拳、做操及自己喜爱的球类、武术等活动。

　　如果过去没有早晨锻炼习惯，现在决心开始锻炼，那么可有三种方案可供选择：一是步行 5 分钟，慢跑 5 分钟，做自己喜爱的项目锻炼 10～15 分钟，再步行 5 分钟结束；二是步行 7 分钟，慢跑 3 分钟，交替 2～3 次；三是步行 5 分钟，徒手操 5 分钟，进行自己喜爱的锻炼 10～15 分钟，最后慢跑 5 分钟。这三个方案可供刚开始锻炼的中

杨力讲一日顺时养生法
——教你科学使用一天二十四小时

年人选择。

（2）学会随时锻炼

很多中年女性朋友往往觉得家务忙而没有时间锻炼，其实只要妥善安排，并且学会在日常工作生活中随时抓住时间锻炼身体，寓锻炼健身于日常生活之中，锻炼时间还是有的。

比如说，早晨醒来后及晚上入睡前，躺在床上可做些肌肉练习及让各部位肌肉轮流收缩放松；上班时提早 5 分钟出门步行 1 ~ 2 站路；坐着工作时间长后可站起来伸伸腰、扩扩胸，两足轮流踏地或坐着伸直腿、身体前后俯仰、做几次深呼吸等；做工间操时认真做操，操前操后抓紧时间原地跑一下或多做几节操；家住楼上的同志还可有意识上下楼梯锻炼；家务间隙中也可原地活动 10 分钟等。

（3）每周集中锻炼

除了平时坚持体育锻炼外，还要在周末及节假日进行一次较集中的锻炼活动，如可与二三好友打球跑步，或与家人一起郊游登山，夏日在碧波中挥臂击浪，冬天在冰雪中滑冰滑雪、跑步爬山……这不仅能收健身之效，还可使人心情愉快、疲劳尽消，全家一起锻炼也是家庭和睦团结的纽带。

总之，人到中年，尤其是中年知识分子，要加强自我保健，经常进行运动锻炼，于家于己都是福音。

【健康提示】

中年人运动时，要掌握好强度。按照科学健身的要求，运动强度要达到最大心率的 70% ~ 85%，或最大吸氧量的 50% ~ 70% 为目标，即 30 ~ 39 岁心率为 140 ~ 150 次/分；40 ~ 49 岁为 123 ~ 146 次/分；50 ~ 59 岁为 118 ~ 139 次/分。健康的 35 ~ 60 岁的中年人运动时心率最低也要达到 130 次/分，但是不要超过 160 次/分。

中年人一日三餐的饮食原则

人到中年，各器官的生理功能逐渐衰退，内分泌功能发生变化，容易发生疾病。因此，应注意控制饮食，少吃甜食，并适当参加运动，防止肥胖及体重超标。根据中年人的生理特点，一日三餐要遵循以下原则：

（1）适当控制能量供应

中年人新陈代谢较青年时期缓慢，加之中年人好静，活动减少，能量消耗减少，若进食过多，多余的能量就会转化为脂肪而贮存在体内。如果贮存过多，就会发胖，甚至诱发冠心病、高血压等多种疾病。《黄帝内经》认为："多饮伤神，厚味昏神，饱食闷神。"因此，中年人每日主食不可过量，尤其是晚餐更应控制。

（2）增加蛋白质的摄入

中年人随着年龄增加，对食物中的蛋白质利用率下降。因此，蛋白质食品的供应应高一些，每日每公斤体重应不少于1克，而且动物性蛋白质与植物性蛋白质均应占一定的比例。

（3）多吃粗纤维食品

食物中的纤维素虽然不能被人体吸收和利用，但它在人的消化过程中却起着相当重要的作用。它可以刺激胃肠蠕动，促进食物中其他营养素的吸收，预防便秘等。因此，中年人膳食中应有粗粮、蔬菜、水果、海带等粗纤维食品。

（4）饮食以低盐为主

人进入中年，血管功能开始退化。过吃咸食，在某些内分泌素的作用下，可加速血管老化，使血压升高。另外，体内食盐过量还会加重心脏病、肾病、支气管炎患者的病情。因此，中年饮食以清淡为好，每天食盐最好限制在5克左右。

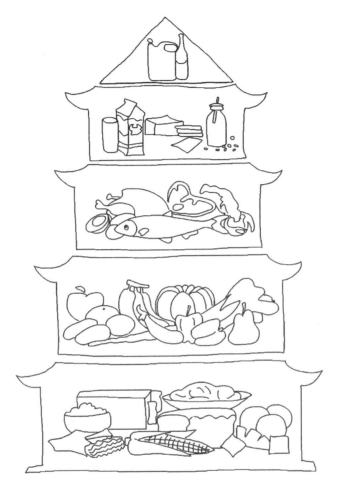

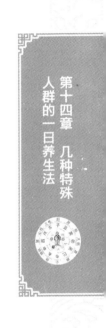

（5）饮食须科学合理

中年人饮食还要注意一日三餐的合理安排，避免摄入易诱发或加重已患疾病的食物，进食要定时定量，忌暴饮暴食，尽量做到"早吃好，午吃饱，晚吃少"。

【健康提示】

腰身已经变得粗壮的中年人，一天三餐的饮食应当妥善安排，少吃那些不易消化的肉、禽、蛋类食品，即使要吃，也应中餐吃。若晚餐吃或经常吃夜宵，很容易长"大肚腩"。晚餐

329

应当以蔬菜、水果为主，七八分饱即止。

戌时小运动，舒心一整晚

戌时一般是人们吃罢晚饭的悠闲时刻，可以看电视，聊聊天，放松一天紧张的心情。这个时候，可以一边休息，一边适当的做几个简单的小动作，也是很好的养生之道。

下面就是几种适合戌时"运动"一下的小方法，可以尝试一下。

（1）强壮心脏法

做法：可用两手拇指互相按压，也可将双手顶在桌角上，按劳宫穴（位于手掌心，第2、3掌骨之间偏于第3掌骨，握拳屈指的中指尖处），时间自由掌握。

功效：有强壮心脏的作用。

（2）壮腰健肾法

方法：站立，两手插握在腰部，上身向前稍倾，慢慢将腰部左右扭摆，渐渐加快，腰部感到发热为宜，每日早晚各做一次。

功效：有保健肾功能的作用。

（3）牙齿保健法

方法：大、小便时，将嘴闭住，憋足一口气。

功效：长期坚持可以保护牙齿，使其坚固不易脱落。

（4）促进睡眠法

方法：每晚临睡前半小时，先擦热双掌，而后将双掌贴于面颊，两手中指从迎香穴向上推至发际，经睛明、天门、瞳子髎等穴位，然后两手分别向两侧经耳门穴返回起点。如此反复按摩30～40次。按摩时要注意用力适中，不宜用力过大。

功效：可以治疗神经衰弱症，促进睡眠。

除以上运动之外，还要多按摩脚心的涌泉穴、饭后半小时的摩腹，都是中年人应该选择的养生保健方。

【健康提示】

无论是大运动，还小运动，中年人都要坚持以有氧运动为主，运动时要逐渐增加运动量，速度和力量要适宜；要避免运动过量，以不感到疲倦为宜；若体重过重，且有心血管疾病的家族史或是久坐的工作，应经过健康检查后，根据运动处方来进行锻炼。

3. 老爸老妈一日养生重点

人到老年都成了"老爸老妈级"的人物了，这时更要注意日常养生了。如何养呢？老年人养生应当按老年朋友的生理、心理变化规律来安排。《灵枢·天年》中指出："六十岁，心气始衰苦忧悲，血气懈惰，故好卧；七十岁，脾气虚，皮肤枯；八十岁，肺气衰，魄离，故言善误……"这表明人到老年时，脏腑气血精神等生理机能的自然衰退会影响到心理的变化，使老年人表现出常有的孤独垂暮、忧郁多疑、烦躁宜怒等心态，这种生理、心理上的稳定性、自控性降低，使老年朋友更容易发生疾病，并且更加不容易恢复。因此，保健养生方面既要讲究饮食调养，也要做到起居护养、精神摄养。

老年人在寅时蹲厕要当心

寅时是早晨3~5点的时间段，这是一天中阴阳交替过渡的时刻，一方面既是昼夜之交，另一方面又是人的气血更新之时。此时津血潜藏于内，机体阴盛阳弱，人的血压、体温会比较低，血液浓稠、流动速度比较缓慢。尤其是一些患有高血压、冠心病、心肌梗死等心脑血管病的老年人，在上厕所排便时一定要当心意外的发生。

为何在解大便会发生意外呢？原来，当人在用力屏气排便时，腹壁肌和膈肌会强烈收缩，使腹压增高，而腹压的增高会使心脏排血阻力增加，动脉血压和心肌耗氧量也因而增加（据研究，排便时脑动脉压力可增加20毫米汞柱入上），血压骤升可导致脑出血，心肌耗氧量的增加可诱发心绞痛，心肌梗死及严重的心律失常，两者都可能造成猝死。

此外，老年人血管调节反应差，久蹲便后站起容易发生一过性脑缺血，容易晕倒甚至发生脑血管猝死。

为了避免上述不幸的发生，老年人要养成定时排便的习惯。每天要进食一定量含粗纤维的食物，多吃新鲜蔬菜和水果。每天保持一定的饮水量。还有，在身体条件允许的情况下，进行力所能及的体育锻炼，可促进肠蠕动，利于粪便及时排出。

对于便秘的老年人，可在睡前服适量蜂蜜或蜂蜜冲麻油；或者用开塞露帮助排便（开塞露不宜经常使用）。大便时应取坐位，不宜用蹲式；站起时应缓慢。病情较重的人最好平卧在床上排便，以防发生意外。

【健康提示】

对于有老年人的家庭来说，卫生间的地砖最好不用釉面砖，以优质无釉砖、防滑砖等最佳，最好采用易于清洁的防滑地砖。忌用华丽或几何形图案的地砖，以免老人产生眼花缭乱和高低不平的视觉偏差，防止滑倒、跌跤。

晨起老人有"五宜"

老年人多有早起的好习惯，由于早晨空气清新，有利于排出夜间沉积在呼吸道的有害物质，促进新陈代谢，这对老年人的身体是有利的。

但由于老年人体内各器官的退化，如果不注意保健，早起也可能对健康不利。老年人早起一般要注意以下"五宜"：

（1）起宜缓

老年人早晨醒来后不要马上起床，这是因为老年人椎间盘比较松弛，如果突然由卧位变为立位，不仅容易扭伤腰背部，还可能影响神经系统。有高血压、心脏病的老年人，如果突然改变体位，还容易发生意外。最好的办法是：醒来后，可在床上伸伸懒腰，舒展一下四肢关节，躺在床上休息一会再下床。

（2）水宜温

老年人用冷水洗脸会对面部皮肤产生较强的刺激，除了长年坚持洗冷水澡和体质较健康的老年人外，其他老年人最好不要用冷水洗脸。洗脸的水温最好控制在10℃～15℃左右，不要用过热或过冷的水

（3）动宜适

早起后活动量不要太大，时间不要太长。可进行太极拳、气功、慢跑、徒手操等柔和、缓慢的活动。活动应以略有心跳加快、略有气急感为度，千万不可逞能。应避免那些快速、旋转或低头过度的运动。有肺气肿、动脉硬化、冠心病、糖尿病等疾病的老年人，则以散步为好，且不宜走得离家过远，以免发生意外。

（4）茶宜淡

很多老年人喜欢早起一杯浓茶，慢慢品呷，这种习惯并不好。这是因为，清晨时胃内基本排空，空腹饮浓茶，不仅会引起胃肠不适，食欲减退，还可能损害神经系统的正常功能，因而早晨一般不宜饮浓茶。老年人清晨饮茶，可将头道茶倒去，饮二道茶。如能在茶中加少许糖和适量的白菊花，则效果更好。

（5）衣宜暖

由于老年人的身体防御疾病能力减低，起得太早容易感上风寒，因此衣着上应以暖些为好。夏季起床后应立即开窗，使空气流通。但在冬

季，应在起床后稍过一会，让身体适应室外的气温后再开窗，以防被风吹后着凉。

【健康提示】

生活中，有一些老年人喜欢在早起后，来一杯咖啡来提神醒脑。这是不好的习惯。因为美国最近一项研究指出，咖啡饮用量不多的中老年人如果有心脏病危险因子，早上醒来喝一杯咖啡，可能引发心脏病。因此，老年人早起后不要饮咖啡，而喝一杯温开水是最佳的选择。

老年人晨练有"四忌"

运动对老人来说，是非常重要的。《素问·六微旨大论篇》中说："成败倚伏生乎动，动而不已则变作矣"。并说"出入废则神机化灭，升降息则气立孤危。故非出入，则无以生长壮老已；非升降，则无以生长化收藏。是以升降出入，无器不有"。这些都说明了运动的普遍性和重要性。

大多的老年人都喜欢晨练，一般来说，老年人早起一会儿，注意身体变化，并适当运动运动，对身体是有好处的。但老年人在晨练时应注意以下几点。

晨练忌过早

因为越早、天气越黑，气温也越低，不仅易发生跌跤，而且易受凉，诱发感冒、慢性支气管炎急性发作、心绞痛、心肌梗死和中风等疾病。因此，老年人应在太阳初升后外出锻炼，并注意保暖。

晨练忌空腹

老年人新陈代谢率较低，脂肪分解速度较慢，空腹锻炼时易发生低血糖反应。因而，老年人晨练前应先喝些糖水、牛奶、豆浆或麦片等，但进食量不宜过多。

晨练忌有雾

雾是空气中水汽的凝结物，其中含有较多的酸、碱、胺、酚、二氧化硫、硫化氢、尘埃和病原微生物等有害物质。锻炼时吸入过多的雾气，可损害呼吸道和肺泡，引起咽炎、支气管炎和肺炎等疾病。因此，天气不好时，老年人还是少外出锻炼。

晨练忌量大

老年人早上锻炼的时间宜在半小时左右，可选择散步、慢跑和打太极拳等强度不大的运动项目。如老年人做 5 分钟整理活动，慢跑 20 分钟，再打一套太极拳，就可达到健身效果。

晨练忌准备活动不足

老年人锻炼之前，务必做好准备活动，如弯腰屈膝、宽松肌肉、做深呼吸等。

【健康提示】

老年人做健身运动时，不要急于求成。刚开始锻炼的老年人，不妨逐渐增加运动量，每周参加锻炼至少 3 次，每次不要超过 20 分钟，以后可逐步增加锻炼次数以及每次锻炼时间，并且持之以恒。

想要消化好，晚上喝点粥

人到老年时，脏腑功能减弱，气血减弱且肾气功能衰退。因此，讲究饮食十分重要。"老人喝粥，多福多寿"，这就是一则告诉老年人如何养生保健的妙计。人老了，消化系统衰退了，适当喝粥有利于身体的消化。

下面就是几种比较适宜老年人食用的粥类食物。

（1）**百合粥**

【原料】百合干品 30 克，大枣 30 枚，莲子 20 克，粳米 60 克，冰糖适量。

【做法】将百合干研成粉，莲子浸泡开，粳米、大枣洗净，锅内放适量清水，将莲子稍煮片刻，再放入大枣、粳米、百合粉煮沸后，改用小火煮至粥稠时，加入冰糖稍炖即成。

【功效】四物共煮成粥，具有润肺调中、养心安神的功效。

（2）**梨子粥**

【原料】梨子 2 枚，适量粳米。

【做法】梨子洗净后连皮带核切碎，加入粳米和水煮粥。

【功效】此粥具有良好的润肺功能，可作为老年人秋季的常食保健品。

（3）**胡萝卜粥**

【原料】胡萝卜 300 克，粳米 60 克。

【做法】胡萝卜洗净切碎，加粳米和水煮粥。

【功效】此粥能维护眼睛和皮肤的健康，适合皮肤粗糙和患有夜盲症的老年食用。

（4）**芝麻粥**

【原料】芝麻 50 克，粳米 60 克。

【做法】先将芝麻炒熟，待粳米煮熟后拌入芝麻同食。

【功效】具有润肺养肝、益精生发、润肠通便的作用。

（5）**栗子粥**

【原料】栗子 50 克，粳米 60 克。

【做法】将栗子和粳米加水煮粥。

【功效】此粥有养胃健脾、补肾强筋、活血止血等作用，尤其适合于老年人服用。

（6）**天门冬粥**

【原料】天门冬 30 克，粳米 50 克。

【做法】二者如常法煮粥食用。

【功效】天门冬具有养阴润燥、生津止渴之功效，秋季常食天门冬粥，具有防治阴虚内热、五心烦热、舌红口干、喘促咳嗽、干咳痰中带血、便秘、盗汗、咽喉肿痛等作用。

（7）胡桃粥

【原料】胡桃肉 10 ~ 15 个，粳米 50 克。

【做法】将胡桃肉捣碎，与粳米一同煮成粥，可做晚餐或点心服食。

【功效】本品具补肾、益肺、润肠之功，适用于老年肾亏腰疼、腿脚软弱无力、肺虚久咳、气短喘促、慢性便秘、小便淋漓不爽、病后衰弱以及尿结石等。

（8）竹叶石膏粥

【原料】鲜竹叶 15 克，生石膏 20 克，麦冬 20 克，粳米 60 克，砂糖适量。

【做法】先将竹叶、石膏、麦冬加水煎煮，取药液 150 毫升，用药液煮粳米成粥，食时加入砂糖。

【功效】清热养阴，可使津液自生，咽干口燥自解。

（9）芡实扁豆粥

【原料】炒芡实 30 克，炒扁豆 20 克，红枣 10 枚，糯米 60 克

【做法】将四者共加水煮成粥，每天食用一次。

【功效】对老人脾胃虚弱，便溏腹泻者有效。

（10）芡实金樱粥

【原料】生芡实 50 克，金樱子 20 克，粳米 60 克。

【做法】将三者加水慢煮成粥。

【功效】老年肾气虚弱，夜尿增多者可常食。

【健康提示】

　　凡事都要掌握一个"度"，过犹不及。我们说，适当喝粥的

确有利于消化，但若天天如此，也会对身体不利。粥类食物中营养含量较低，以同样体积的粥和米饭相比，粥所含的米粒少得多，如果长期吃粥，得到的总热量和营养物质不够人体的生理需要，难免入不敷出。因此，吃粥虽是养生一法，但不是天天皆可。

杨教授在线养生问答

问：我是一个45岁的中年男性，人们常说人到中年要注意性生活的合理性和有节制性，可怎么样才是合理呢？

答：这是"仁者见仁，智者见智"的问题。你在过性生活时，一定要注意自己的身体条件。若有高血压、动脉硬化、心脏病等疾病时，当衡量是否能承受性交活动对机体带来的负荷。如果在性生活过后出汗过多、心率加速、气喘吁吁、神疲力乏，这时更要注意节制，以免房事活动加重对机体造成的负担。

问：我是快70岁的人了，平时有早起的习惯，可起来后，却没什么事做。想去散散步吧，又没什么新意，想去跑一跑吧，家人怕有危险。有没有什么好的运动适合我这么大年纪的？

答：当然有，像八段锦啊、五禽戏啊、太极拳啊，都比较适合老年来做。其中，太极拳最适合您这年纪的人了。太极拳作为一种较为舒缓的健身方式，不仅可以令人很好地舒展肢体、锻炼筋骨，同时还可以避免运动损伤，是一项尤其适合老年人锻炼的运动。

当然，太极拳的功效不是一天两天就能体现出来的，而应长期坚持。在打太极拳时应该注意的一点就是，太极拳虽然是一种舒缓的健身方式，但也要量力而行，不可在一天内重复多次练习。

十二时辰对应时间	子时(23:00~1:00)	丑时(1:00~3:00)	寅时(3:00~5:00)	卯时(5:00~7:00)	辰时(7:00~9:00)	巳时(9:00~11:00)	午时(11:00~13:00)	未时(13:00~15:00)	申时(15:00~17:00)	酉时(17:00~19:00)	戌时(19:00~21:00)	亥时(21:00~23:00)
十二时辰对应经络	足少阳胆经最旺	足厥阴肝经最旺	手太阴肺经最旺	手阳明大肠经最旺	足阳明胃经最旺	足太阴脾经最旺	手少阴心经最旺	手太阳小肠经最旺	足太阳膀胱经最旺	足少阴肾经最旺	手厥阴心包经最旺	手少阳三焦经最旺
十二时辰对应脏腑	胆	肝	肺	大肠	胃	脾	心	小肠	膀胱	肾	心包	三焦
十二时辰对应生肖	鼠	牛	虎	兔	龙	蛇	马	羊	猴	鸡	狗	猪
十二时辰对应病症	日久子时不入睡者,面色青白,易生肝炎、胆囊炎、结石一类病症	日久丑时未入睡者,面色青灰,情志倦怠而躁,易生肝病	寅时,有肺病的人反映尤为强烈,剧咳或哮喘或发烧	大肠经在此时进入兴奋状态,完成吸收食物中水份与营养、排出渣滓的过程,大便不正常者在此时需要辨证调理	胃火过盛、嘴唇干裂或生疮者,可在此时清胃火;胃寒者此时应养胃健脾	脾虚脾湿的人在此时吃健脾利湿药效果最佳;此时阳长阴消,这个时候吃补阳药效果最好;高血压人此时应服降压药以防午时气升导致的血压升高	此时阳气极盛,脑血管病高发,高血压人不要生气、暴饮暴食,防中风;心率过缓者此时应补心阳;心率过速者此时应滋心阴	小肠经在未时对人一天的营养进行调整,饭后两肋胀痛者在此时应降肝火、疏肝理气	若膀胱有热可致膀胱咳,即咳而遗尿。申时人体温较热,阴虚的人尤为突出,在这个时间滋肾阴可调此证	肾在酉时进入贮藏精华的时辰。肾虚的人,此时服补肾药效果最好。肺结核患者此时会出现颧赤、低热、咳嗽等症状,应给予足够的警惕	心包受"邪"者,心脏会出现毛病,如果你心脏跳得特别厉害等;心发冷者戌时补肾阳;心闷热者戌时滋心阴	亥时三焦通百脉,此时不休息会影响全身心健康;对于有心肾疾病、低血压、低血糖、阳气虚者,应在此时及时服药,以防夜半病发。
十二时辰对应食物												
十二时辰养生宜忌	宜:睡觉,养肝阴 忌:熬夜,久视,吃夜宵	宜:熟睡以利于肝血代谢 忌:熬夜,思虑不寐,抑郁	宜:深睡眠,早醒者宜导引行气 忌:熬夜,心脏不好者不宜早起晨练	宜:空腹饮水防血栓,排泄体内废物,伸展身体 忌:憋尿憋便	宜:进食温热早餐,保养胃气 忌:不食早餐或冷食,饮酒	宜:开窗通风,从事脑力活动,适量饮水 忌:久坐,久视	宜:营养丰富的午餐,小睡三十分钟养心阴 忌:醉酒,餐后马上运动	宜:工作学习,做少量和缓运动,喝一杯茶稀释血粘稠 忌:久坐,久视,进食过多	宜:用脑最佳时段,适量饮水排毒,运动 忌:憋尿	宜:适量饮水以排肾毒,休息 忌:劳累过度	宜:清淡晚餐,散步,保持心情愉快睡前一杯水 忌:生气吵架	宜:做足睡前准备工作,适度性生活 忌:久坐,久视,熬夜